薬を育てる
薬を学ぶ

澤田康文［著］

東京大学出版会

To Progress and Learn about Drugs
Yasufumi Sawada

University of Tokyo Press, 2007
ISBN 978-4-13-063400-7

はじめに

まず、次の事例をお読みください。

【事例1】

六〇歳代の男性。A眼科クリニックで緑内障と診断され、一一月から治療のため目薬が処方され、使いはじめました。翌年四月より点眼時の充血、痛みなどが出てきたために、同じ系統の別の目薬（マレイン酸チモロール点眼剤）に変更となりました。これらの目薬は、処方せんで自宅近くのB薬局からもらっていました。このとき、薬の副作用などが書いてある「薬の情報紙」をもらっていました。

八月から夜間に咳が出るようになり、呼吸困難などのためにC呼吸内科クリニックを受診しました。そのときの診断は、慢性気管支炎でした。このため、眼科からの目薬に加えて、気管支炎の治療のために、気管支を広げる薬と、痰を取る薬などが処方されました。しかし、症状は軽快と悪化を繰り返しました。

一一月に再び咳がひどくなり、友人に紹介されて別のD内科クリニックを受診したところ、今度は、閉塞性肺疾患の疑いがあるといわれて、それまでの薬に加えてステロイド剤が処方されました。これにより症状はいったん改善しましたが、再び呼吸器症状は悪化と軽快を繰り返すようになりました。

翌年三月には著しい呼吸困難に見舞われました。D内科クリニックでは手に負えなくなり、E医療センター呼吸器科を紹介され、そこでは気管支喘息と診断されました。そこで内科的な治療を行うとともに目薬を中止したところ、咳や呼吸困難などの喘息症状はすっかり消失しました。

ここに来てはじめて、この患者さんの気管支喘息の原因は、それまでずっと使っていた目薬であることがわかったのです。その目薬が喘息の原因であることがわからず、一一カ月も使い続けられ、七カ月も副作用に苦しんだことになります。

なぜこのようなことが起こったのでしょうか？　まず、この患者さんが使っていたマレイン酸チモロール点眼剤（これは一般名[*]ですが、商品名としてはチモプトール点眼剤など多数あります）の副作用について説明しましょう。この目薬はβ[**]遮断剤の点眼剤といって、緑内障によく使用されるもので

した。しかし、β遮断剤の点眼剤は、「喘息患者には使ってはならない」、または「喘息患者に使用する場合には注意して使用すること、喘息でなくても呼吸器系の副作用が発現することがある」などと注意が喚起されています。これは、β遮断剤にはもともと喘息発作を引き起こす危険性があるからです。β遮断剤の飲み薬や注射剤においては、この副作用はよく知られています。

一方、緑内障治療のために目薬として使用する場合も、喘息患者への使用は避けなければなりませんし、喘息でない患者においても喘息の発現には十分な注意が必要なのです。というのは、目薬といえども、点眼後、目から鼻に回り、最終的には吸収されて全身血へ流れていき、肺や気管支に薬が到達してしまうからです。もともとβ遮断剤は作用が強く、ほんの少しの量が肺や気管支に到達しただけであっても、患者によっては発作が起こる危険性があります。

さて、なぜこの副作用は回避できなかったのでしょうか？　また、なぜ七カ月も直接の原因がわからず、副作用を引き起こすような薬が使われ続けてしまったのでしょうか？　その原因を以下にまとめてみましょう。

・この患者さんは目薬で喘息が起こるとはまったく知らなかった、思いもよらなかった。
・A眼科クリニックの医師は、患者さんに目薬の副作用について説明していなかった。「他の病院などにかかるときには、本クリニックにかかっていること、どんな薬を使用しているかを伝えるように」、との説明もしていなかった。また、目薬による副作用が起こっていないかどうか確認（問診・診察）をしなかった。

・患者さんは、A眼科クリニックの医師に、呼吸器疾患で他のクリニックにかかるようになったことを告げていなかった。

・B薬局では本目薬の副作用について書いてある薬の情報紙を渡したが、具体的な副作用の内容を口頭で説明しなかった。

・患者さんは、目が若干不自由であることから、もらった薬の情報紙をまったく読んでいなかった。

・C呼吸内科クリニック、D内科クリニックの医師は、患者さんが他の病院・診療所などにかかって薬を使用していることを積極的に聞き取らなかった。また、専門外でもあることから、目薬による喘息の発症について認識がなかった。

・患者さんは、両クリニックの医師には、眼科クリニックにかかっていることを報告していなかった。

・患者さんは、医師や薬剤師を信頼しきっていたので、病院での診断や治療、薬局での薬に関する質問、クレームなどは一切伝えなかった。

これらの根底にはどのような問題が潜んでいるのでしょうか？　考えられることを列挙してみましょう。①患者の薬への不十分な認識、②医師の薬への不十分な認識、③患者・医師間と患者・薬剤師間の不十分な情報交換、④薬の情報がごく一般的な人のために作られており、個々の患者（たとえば今回は目が不自由な患者）のために最適化されていないことなど、不十分な情報提供システム、⑤患者の医療へのおまかせ主義、などがあげられます。

これらの困った問題を回避するためには、どうしたらいいのでしょうか？　患者は、①自分の疾患に関連することは、薬のことも含めてすべて医療従事者の前にさらけだす、②医療従事者はそれをしっかりと受け止めて、適正な判断を下す、ということが大切だと思います。そして、そのことが可能となる基盤は、患者、医療従事者ともに、薬のことをよく知る、よく理解する、よく認識するということです。すなわち、「薬を学べ」ということになります。

しかし、「薬とは何者か？」は、患者になってから突然に理解できるものではありません。私は、小中高の学校教育の段階から、薬を学ぶことが必須であると考えています。医療従事者を目指す者であればなおさらのことです。教育内容や教育システムについては工夫が必要でしょうが、教育実践現場、教育行政現場は薬を学ぶことの重要性をよく認識する必要があります。

前述の事例のような薬が関係したトラブルは、毎日のように起こっています。患者、医療従事者双方の、薬に対する認識が不足しているために、多くの患者が、薬の副作用に苦しんでいます（薬のせいであると思っていないかもしれません）。あるいはせっかく薬を使っても、十分な治療効果が得られていません（薬は自分には合っていなかったとただ思っているのかもしれません）。

すべての国民が「薬を学ぶ」行為、すなわち「薬育」が焦眉の急なのです。

次に、以下の事例をお読みください。

【事例2】

五〇歳の男性。動脈硬化症のため、血栓を予防するためにアスピリンとシロスタゾールが処方されていました。どちらも抗血小板剤と呼ばれ、血栓の予防に使われますが、出血などの副作用があります。

これらを服用して半年ほどは何のトラブルもありませんでした。しかしあるとき、この患者さんは、蚊に刺されそうになって腕を平手でたたくと、すぐに内出血（皮下出血）して青あざになること、また気づかないうちに体のところどころが青くなっていることに気づきました。それまでそのようなことはなかったので、病院の薬局の窓口で薬剤師に相談しました。薬剤師の方からとくに何か質問したわけではなく、患者さんの方から今までと違うことが起こったとの不安を訴えたのです。

そこで薬剤師は、患者さんに何か最近ほかに変わったことはあるかと尋ねました。「最近、グレープフルーツジュースをたくさんもらったので毎日飲むようになった」というのが答えでした。なぜこのようなことをわざわざ答えたのか薬剤師が確認したところ、「グレープフルーツジュースは薬との相性が悪いこともある、とテレビの番組で見たので…」とのことでした。

薬剤師は、処方した医師と話し合って、患者さんが相談した症状は、グレープフルーツジュースを飲んだことによるシロスタゾールの副作用であろうと結論づけました。これが事実なら、いままでにない副作用の発見でもありました。薬剤師は患者さんに、グレープフルーツジュースを飲むと、シロスタゾールの作用が強く出る可能性があるため、内出血（皮下出血）しやすくなることや、アスピリン（この薬自身はグレープフルーツジュースとの飲み合わせは問題ありません）にも出血傾向があることを説明して、グレープフルーツジュースを飲まないように指導しました。さらに、内出血（皮下出血）が続くようであれば、主治医に相談するように言いました。その後三カ月経ってから薬剤師が確認したところ、グレープフルーツジュースを飲むのをやめてからは、内出血（皮下出血）はなくなったということです。

この患者さんは、その後もシロスタゾールとアスピリンを続けて服用しましたが、何のトラブルもありませんでした。実は、このような内出血が起こりやすいような状態で放っておくと、脳出血などの頭蓋内出血から意識消失、片麻痺が起こる可能性もあり、危険なことなのです。

本事例では、シロスタゾール（商品名 プレタール錠など）の副作用と考えられる内出血が、グレープフルーツジュースをやめたことにより改善したことから、両者の飲み合わせによりシロスタゾールの作用が強く出た可能性が高いと考えられました。グレープフルーツジュースは、シロスタゾールを解毒する酵素のはたらきを妨げるので、体内からシロスタゾールがなくなりにくくなり、副作用が起こったという可能性があります。

しかし、シロスタゾールの解毒に対するグレープフルーツジュースの影響はあまり強くないので、一応注意は喚起されてはいるものの、これまではグレープフルーツジュースを飲んでもあまり問題ないだろうと思われていました。この患者さんの場合は、アスピリン（商品名 バイアスピリン腸溶錠（一〇〇mg）、バファリン81mg錠）も一緒に服用していて、副作用が起こらないぎりぎりの状況でうまく調節されていた（血栓ができない、しかも出血にいたらないちょうどよいバランス）ために、グレープフルーツジュースによるわずかな影響でも、堰を切ったように副作用（内出血）が現れてしまったと推測されます。

この事例は、患者が積極的に症状を薬剤師に訴えたことで発見された、薬の飲み合わせが原因の副作用です。この種の薬の飲み合わせによる副作用は、これまで国内外でまったく知られていませんでした。したがって「新種の飲み合わせ」ということになります。われわれは、この事例は大変貴重な症例だと判断して、最近、論文にまとめて英国の専門学術雑誌に発表しました。これにより、この事例は、全世界に知られることになります。たった一人の問題意識をもった患者が発見した事例が、全世界の医療現場に大きな貢献をしたことになります。そして今後は、全世界の医師や薬剤師によって次のような説明がされることになるのです。

「シロスタゾールとグレープフルーツジュースは飲み合わせがよくありません。シロスタゾールが効き過ぎて、内出血などを起こすことがあります。もちろん人によっては副作用が出ないこともありますが、アスピリンなどのお薬を一緒に飲んでいる患者さんでは、副作用が出やすいと考えられます。出血は危険な副作用なので、グレープフルーツジュースはできれば飲まないようにしてください」

右の例では、シロスタゾールを正しく使うための、新たな情報が作り出されたことになりますから、患者に端を発する「薬を育てる」行為、すなわち「育薬」の成果ということになります（これは先の「薬育」とは違いますから注意してください）。もちろん、その新発見を、薬剤師や医師が問題意識を持ってきちんととらえたことも重要です。このような患者、医師や薬剤師は、「育薬」の精神を持った方なのでしょう。

患者、医療従事者をはじめとするすべての国民が、「薬を育て」、「薬を学ぶ」こと、すなわち、「育薬」と「薬育」を実行することは、「ただ単に医療技術が進んでいるだけではない、真に成熟した医療を持った社会の証」といえるのではないでしょうか。

本書では、「育薬」と「薬育」とは何かについて解説し、さらに「育薬」と「薬育」のあまりに乏しい実態を明らかにし、最終的には、すべての国民が「育薬」と「薬育」を理解し、実践することによって、医療がどのように変わっていくかを考えてみたいと思います。

＊医薬品の「商品名」に対して、その医薬品に含まれる主成分（主薬）の名称を「一般名」といいます。
＊＊β遮断剤は内服（飲み薬）としても点眼薬としても使われています。飲み薬は高血圧症などに効果があり、点眼薬は眼圧を下げるはたらきがあります。

薬を育てる　薬を学ぶ●目次

はじめに

プロローグ―医療の中で「薬」はどうあるべきか　1

国民への一方的な情報伝達／医薬品はモノと情報からなる／投薬ミスと薬害
市販後の諸問題と育薬／国民の育薬への積極的参加／育薬推進のための薬育
国民と医療従事者、製薬企業、行政の連携

第1部　薬を育てる―育薬　13

1　医薬品の創薬、適正使用と育薬―よい医薬品を創って、正しく使って、上手に育てる　14

(1) よい医薬品を創る　14
画期的な夢の抗がん剤ってホント?／医薬品の創製、創薬とは何?
(2) 医薬品を正しく使う、上手に育てる　18
医薬品適正使用を淡々と粛々と行う／育薬ってご存じ?／アスピリン一〇〇年の歴史
ソリブジンたった二カ月の歴史
(3) そもそも医薬品とは?医薬品開発とは?　29
創薬、医薬品適正使用、育薬のサイクルは医薬品開発の発展サイクル
結局、医薬品とは何?医薬品開発とは何?

2 育薬による医薬品の進化　32

(1) 適正な使用でもトラブルは起こる　32
医薬品の副作用死は死因の第四位
(2) 育薬のための薬の工夫　34
医療現場の願いから医薬品の進化を図る／患者のニーズが育薬を推進
患者の協力があっての育薬／育薬推進のための情報収集・解析・評価・提供システム
(3) 医薬品の効く人・効かない人、副作用の出る人・出ない人　40
テーラーメードの薬物療法
テーラーメードの薬物療法は遺伝子のみが対象ではない
テーラーメードの薬物療法のためのシミュレータの将来像

(4) ジェネリック医薬品と育薬　49
ジェネリック医薬品とは？／ジェネリック医薬品の進化
育薬のための国民と医療従事者の役割／育薬のための製薬企業の役割

3 医薬品不適正使用と投薬ミスとその回避　55

(1) 不適正な使用でのトラブル　55
医療ミス、投薬ミスの実態は？／不適正な用法用量から訴訟へ
名前に起因する投薬ミス

(2) 制御安全と本質安全　60
制御安全で投薬ミス回避／和歌の本歌取りと本質安全の関係は？
本質安全としてのバーコード・電子タグ／本質安全としての全自動調剤ロボット

4 患者と服薬ノンコンプライアンス―育薬で対処できない究極の課題　69

(1) 服薬ノンコンプライアンス　69
テーラーメードの薬物療法、投薬ミスの完全回避が実現したとしても
「知らない」「知らされていない」ということは恐ろしいこと

(2) 患者と医師、薬剤師間の認識乖離　77
患者にトラブルが発生するメカニズム／患者からの訴えがない理由

国民への薬教育は必須！

5 育薬を達成するための人々の連携 81

(1) 情報の作り手・出し手と受け手の認識 81
国民（医療消費者）、医療現場、製薬現場、行政の連携
医薬品情報の作り手・出し手と受け手は誰？
患者、医療従事者、製薬企業が一堂に会して情報をつくる

(2) 医薬品のボランティア 88
ボランティア精神と医療現場・製薬現場・行政への信頼
創薬ボランティア・育薬ボランティア

(3) 危機管理文化の確立とその成果 93
薬物治療の危機管理文化の糧とトラブルの予測
優れた医薬品の提供による企業の発展と国民からの信頼

第2部　薬を学ぶ──薬育　97

6　これまでの薬育とこれからの薬育　98

(1)　混沌としている薬育　98
これまでの薬育と国の施策／食育と薬育／薬育は誰のために誰が行うか？

7　学校と一般社会での薬育　105

(1)　学校教育における薬育の位置づけ　105
高校生の進路／理科教育、人間教育としての薬育

(2)　一般市民に対する薬育　111
臨場感と科学／地域での薬育活動

8　薬育の実践のための教育コンテンツ　117

(1)　臨場感のある教育コンテンツ　117
患者のトホホ物語／医師・薬剤師のトホホ物語

(2)　薬物体内動態学　126

薬の体の中での動きを科学する／医薬品の効き目はヒトと動物で違う
医薬品使用の収支決算／服用回数は医薬品によってなぜ違う
服用時期は医薬品によってなぜ違う／腎臓、肝臓機能低下で服用量は少なめ
医薬品の理解に「薬の飲み合わせ」はもってこい
医療用医薬品とOTC医薬品の相互作用（飲み合わせ）／具体的に薬育にどうつなげるか？

エピローグ―真の医薬分業と安全のために　169

(1) 自分自身で身を守る　169
患者が実践できる投薬ミス防止策／患者自身ができる副作用監視

(2) 説明を理解して、そして関心を持つ　176
患者が抱え込んだ事例は多い？
真の医薬分業はまず患者、医師、薬剤師の意識改革から

(3) 国民の安心安全を確保する「投薬ミス予測システム」プロジェクト　183
最先端の薬物療法がどこかへ吹っ飛んでしまう
全国医療現場からの情報収集・提供システム
投薬ミスはなぜ起こる？どう解決する？
最終ゴールはアクシデント・インシデントの事前予測とライブラリーの構築

あとがき　187

付録1　本書における処方せんの見方　6
付録2　OTC医薬品について　7
付録3　本文中に出てきた医薬品の商品名と一般名、効能の一覧表　9
図出典一覧　4
索引　1

プロローグ――医療の中で「薬」はどうあるべきか

薬を使用していて、副作用と思われるトラブルに見舞われたら、あなたはどうしますか？　薬の副作用やその初期症状をよく知っていて、医師や薬剤師などの医療従事者にすぐに訴えるとしたら、あなたはきわめてめずらしい方です。多くの方は、かなり重いトラブルでもない限り、黙っていて何も訴えることはありません。その副作用が実際は、不適正使用、投薬ミスによるものであったとしても、です。もちろん、症状が軽ければ、薬によるトラブルや副作用だと気がつかない可能性もあります。逆に、不幸にして死亡してしまったり、とても重い有害事象が起こってしまうと、患者やその家族は、薬との因果関係を疑うでしょうし、そこで不適正な使用や投薬ミスの疑いがあって、医療従事者との間でもつれれば、最後は訴訟にまでなります。ただ、ここまで至るケースはきわめてまれなのです。

「患者からの訴えがない」というのは、一体なぜなのでしょうか？

結論からいいますと、かなりの患者は、薬に関することについて医師や薬剤師まかせだからです。薬や医療そのものに対してあまり関心がありませんし、また、よく理解していません。多くは、「怖いので薬について知りたくない」、「薬について知りたいときもあるけれども、医療従事者が忙しそうで聞けない」、あるいは「薬について医師や薬剤師を信頼しきっている」というものです。それから、「薬とはこのようなものなのだ」というあきらめのような考え方もあります。

こうしたご指摘は、多くの読者のみなさんには意外と思われるかもしれません。というのも、本書を手に取ってくださるような方は、少なからず薬に対して関心があるでしょうから。私の願いは、そうではない方々にも、まずは本書のプロローグを読んでいただいて、そして一気に本論に入っていってもらいたいのです。また積極的に本書を手にとっていただいた方々にも、さらに薬に対する認識を高めていただきたいと考えています。

はたして、薬に対して無知、無関心のままでいいのでしょうか？　最先端の医療技術だけがどんどん進歩していても、これでは、成熟した社会とはとてもいえません。露呈した薬についてのトラブルは氷山の一角なのです。トラブルは、水面下にとどめずに、どんどん明らかにして解決していく必要があるのです。

何も、国民が医療現場、製薬企業、行政などに対して不信感を持てとか、トラブルを告発せよなどといっているのではありません。国民と医療現場、製薬企業、行政との実りある連携のなかから、国民自ら「薬を育て、薬を学ぶ」ことによって、薬が世の中に市販された後に起こるいろいろな問題をきちんと明らかにすることが、よりよい薬物療法、よりよい医療への第一歩になるということを申し上げたいのです。

「薬を育て、薬を学ぶ」という、国民が実行すべき新しいミッションを本書で提言したいと思います。

国民への一方的な情報伝達

医薬品は国民（患者）の病気を治療するためのものです。

医薬品は製薬企業によって創られています。その医薬品は医師によって処方され、薬剤師によって調剤されて、患者の手に渡されます。専門知識を持たない患者にとって、医薬品は、製薬企業や医療従事者から一方的に与えられるものとしてイメージされているのではないでしょうか？　もちろん、ＯＴＣ（Over-the-counter）医薬品（一般用医薬品、大衆薬ともいいます）といって、町の薬局で、国民自らの意志で選んで、購入し、使用できる医薬品もあります。そのときですら、患者は一方的に提供された情報に基づいて医薬品を選んで、使用せざるを得ないのです。はたして、医薬品に対する国民の知識や情報リテラシー（情報の科学的な理解力と活用力）は十分なのでしょうか？

医薬品はモノと情報からなる

そもそも医薬品とは何でしょうか？　実際に手に取ることができる錠剤、カプセル剤、散剤などの薬剤が、医薬品のすべてだとは思っていませんか？　実はこれらの薬剤だけでは、医薬品とはいえないのです。これでは、ただの「モノ」にしかすぎません。

目に見えるそれらの薬剤に、目には見えない情報（誰に使うのか、どう使うのか、使うときの注意点は何か、特性・特徴はどうなっているのか、など）、すなわち「医薬品情報」がプラスされて、はじめて「医薬品」ということができます。製薬企業が一つの医薬品を創製して市場に出すためには、数百億円の研究開発費、一〇年前後の研究開発期間を要します。その研究の成果が集大成としてまとめられたものが、この「医薬品情報」なのです。

投薬ミスと薬害

この医薬品情報の中にはもちろん、医薬品を使う上でのさまざまな注意事項も含まれています。その注意事項を守らないで医薬品を使用すると、有害事象・副作用が起こったり、十分な効果が得られないで治療が失敗してしまうのです。このような失敗の一因には、医師、看護師、薬剤師などの医療従事者によるミスも当然あります。しかし、一方で、国民（患者）自らが原因となったミスも少なくありません。

これまで、医薬品によって重篤な副作用、薬害が生じた例は枚挙にいとまがなく、現在もその後遺症に苦しんでいる患者さんは少なくありません。代表的な薬害として、サリドマイド事件、血液製剤事件、キノホルム事件、クロロキン事件、ソリブジン事件などがあげられます。これらの発生原因はさまざまなのですが、必ずしも薬剤そのものの品質に問題があったとは限りません。医薬品の不適正な使用の結果として起こった薬害もあります。また、このような薬害にはいたらないまでも、定められた使用法を守らずに投与された結果、有害事象や副作用が起こることも少なくありません。

一方、医師が間違って本来投与しようと思った医薬品とは別の医薬品を処方してしまったり、それを薬剤師が見逃したり、薬剤師によって医師の処方とは違った医薬品が間違って調剤されたり、不注意によって明らかに使用法や用量を間違ったり、使用上の注意を見逃して使用した結果、患者に有害事象・副作用が生じるケースも、残念ながら多いのです。有害事象・副作用が生じなくても、逆に医薬品の十分な効果を引き出せず、治療がうまくいかず、疾患が重篤になってしまうこともあります。これらはいずれも、患者にとって不幸な事態であり、「投薬ミス」と呼ばれるものです。

これらの薬害、有害事象・副作用、投薬ミスは、製薬企業、厚生労働省、医師、看護師、薬剤師など医療従事者の責任が問われる、きわめて困った問題と考えられます。もちろん、それぞれの関係者は、それらのトラブルが大きくならないように、さらに、トラブルを事前に回避するための施策、システムを立ち上げ、二度とこのようなことを起こさないように努力しているはずです。

市販後の諸問題と育薬

しかし、たとえ、製薬企業が優れた医薬品（十分な治療効果と十分な安全性が確保された医薬品）を医療現場に提供しても、また医師、薬剤師などの医療従事者が医薬品を適正に使用したとしても、有害事象・副作用が起こったり、逆に十分な治療効果が得られなかったりすることがあります。

たとえば、それまで知られていなかった新たな副作用に突然見舞われることがあります。さらに薬の治療効果も、投与した患者全員に得られるというものでもなく、逆に副作用も、投与した患者全員に起こるというものでもないのです。これは、薬の作用には個人差が存在するからであり、医療従事者、国民ともにそのことをよく認識すべきなのです。

薬は、先に述べたように、製薬企業において一〇年前後の研究開発期間を経てから、医療現場で使われるようになります。もちろん、人間における有効性と安全性がきちんと確認された上でのことです。この過程にはブレはないはずですし、あってはいけないのです。しかし、市販された後に、先に述べたような問題が起こることは少なくありません（その証拠に、薬の情報を記した能書（正しくは「医療用医薬品添付文書」）は頻繁に改訂されます）。薬に関しては「誰にもわからないこと」が必ず残されており、それは致し方ないことと判断せざるを得ません。それならば、わからないことを残したままで市販せずに、すべてのトラブル、問題点が判明してから、それを解決して市販すればいいではないか、と考える方がおられるかもしれません。しかし、治療を必要としている患者が今そこにいるのですから、一定レベルの有効性と安全性が確認されれば、早く医療現場に提供して使用できるようにすることが必要です。それはまた患者の願いでもあります。それに、たとえば、五〇年もかけて創薬したのでは、企業としてなりたっていきません。

そこで、新たなトラブルが発生したときに、製薬企業や行政は、医療現場に対してその情報を素早く正確に提供すること、医療現場は、その情報を的確にとらえて、医療の中で同じトラブルが二度と起こらないようにすること、が大切になるのです。また、製薬企業、医療現場、大学における研究者は、「そのトラブルがなぜ起こるのか、どう対処し、どう回避するのか」を、早急に研究して、結果を見出さなければなりません。このように、市販後に問題点を発見し、それを研究して結果を出し、最終的に新しい情報、的確な対処法を作る、という一連のプロセスを「育薬」といいます。

二〇〇七年に入って、抗インフルエンザ薬のタミフルカプセル（一般名 リン酸オセルタミビル）の服用によって起こると懸念されている異常行動の副作用が、新聞などのマスコミをにぎわしていました。タミフルが本当に原因なのか？ であれば、なぜ起こるのか？ その後、厚生労働省では、二つの検討ワーキンググループ（WG）（臨床的調査検討WGと基礎的調査検討WG）において詳細な調査を実施することとなりました。臨床的調査検討WGでは、異常行動、突然死などの副作用の詳細な調査、また副作用が起こりやすい患者に特有な問題があるかないかなど、基礎的調査検討WGでは、非臨床試験（動物実験や培養細胞を使った実験など）によるタミフルの神経生理学的な作用、脳内への移行性などの研究計画とその結果の評価を行っています。これは正に、タミフルの育薬研究といえるのです。

国民の育薬への積極的参加

実はこの育薬を推進するためには、国民の医薬品に対する理解と協力が必須なのです。とはいってもとくにむずかしいことではありません。医薬品の持つ特性・特徴をよく理解して、患者自身に起こったトラブルを医療従事者に的確に伝えることです。ただそれだけでいいのです。この患者からの訴えがきっかけとなって育薬の研究が始まるわけであり、この訴えこそが、国民自らが育薬を実践していることになります。しかし、このきわめて重要な国民の使命は、これまでほとんど注視・強調されてこなかったのです。薬のために国民に何かをしてもらうということは、これまでの悲惨な薬害の歴史から、製薬企業、行政、医療現場としても、なかなかお願いしにくかったのも知れません。

医師、看護師、薬剤師などの医療従事者が起こしてしまう投薬ミスも、患者の力によって避けられる場合が少なくありません。たとえば、医師は、意図したものとは別の医薬品を、間違って処方せんに書き込んでしまうことがあります。一例をあげれば、医師がアルマール錠（一般名 塩酸アロチノロール、高血圧症治療薬）を処方すべきところを、名前が似ている別の薬であるアマリール錠（一般名 グリメピリド、糖尿病治療薬）と処方せんに書いてしまったという例があります。この処方せんどおりに薬が出て患者が服用すれば、低血糖症という重篤な副作用に見舞われ、場合によっては昏睡から寝たきりになってしまう可能性があります。薬剤師が患者やその家族・介護者に病名などをインタビューしたときに、的確に答えることができなければ、誤った薬がそのまま患者にわたってしまうことになります。しかし、患者が薬に十分関心があって、すべての情報を薬剤師に伝えれば、糖尿病ではないのに糖尿病の薬が処方されたことがすぐにわかります。間違った薬が患者にわたることはないでしょう。このように、患者自身の意識、行動によって投薬ミスを回避できるのです。

また、患者が服用している医薬品の副作用を自ら発見することもできます。そのためには、事前に、副作用の初期症状について認識している必要があります。たとえば、「この薬を飲み始めてからおしっこが褐色、黒色になっている、体がだるくて力が入らない」となれば、重篤な副作用である「横紋筋融解症」（筋肉が溶け出して最悪の場合腎障害で死亡する）の可能性があるのです。こうした重い副作用に最初に気づくことができるのは患者自身です。ただし、医薬品の副作用に対するそれだけの意識を持っていれば、ということです。

育薬推進のための薬育

このように国民が医薬品への認識・理解を高め、薬物治療に協力すれば、トラブルの拡大が防止でき、あるいはトラブルを事前に回避できるようになります。そのためには、国民に対して、ひとことでいえば「医薬品とは何か」について教育する必要があります。国民に対して薬に関する教育を行うことを「薬育」といいます。

しかし、現時点で、小学校、中学校、高等学校などにおいて、医薬品に関する授業は皆無であり、一部で、危険なドラッグや脱法ドラッグなどの注意喚起が行われているにすぎません。医薬品だけでなく「医療」に関する授業も皆無なのです。「食育」という言葉は、国民に認知されつつありますが、誰もがお世話になるであろう薬の教育、薬育も重要であり、教育現場での早急な授業時間確保が必要ではないかと考えます。いつもお世話になっている食と、将来お世話になる薬とでは、切迫感に違いがあるのかもしれません。しかし、私は、学校教育の中で薬育を行わなければ、遅きに失すると考えています。

それには三つの理由があります。

一つめは、いまや高校生の何と二〇人に一人は、医療従事者（医師、薬剤師、歯科医師、看護師など）になって医療現場に就職する、という点です。介護関係に従事する人まで入れると、もっと多くなります。医療活動を行う上で、医薬品に接することは避けて通れませんが、医療や医薬品そのものの教育は、高校生の段階でほとんど行われていません。これは、将来の彼らの医療人としての成長、医療の専門家としての活動を考えた場合、大きな問題ではないでしょうか？

二つめは、医薬品への無知、無理解が原因で国民が死亡したり重大な被害を被ったりすることがある点です。医薬品は使用方法によっては危険な異物となるという認識を持つことで、そのような被害を利用者の側から最小限に抑えることができます。さらにはドラッグ乱用防止などの啓発教育にもつながり、きわめて有用です。

三つめは、薬育は理科（科学）の教育そのものである点です。今、問題となっている生徒・学生の理科（科学）離れを解決するためにも、薬育が有効に活用できるのです。創薬と育薬は正に科学研究によって行われるのです。

薬育は、生徒に対してだけではなく、一般国民（大学生、一般人、患者など）に対しても、それぞれの知識、情報リテラシーに応じて工夫を施して実施されなければなりません。薬育は、国民すべてに対する「薬の達人養成講座」といっても過言ではないでしょう。

国民と医療従事者、製薬企業、行政の連携

医薬品に関するトラブルは、すべて、製薬企業、行政、医療従事者に原因があるという考え方は、もしかしたら、時代遅れかもしれません。もちろん、彼らにはトラブルが起こらないように、きちんとしたシステム作り、施策に奔走してもらうことは当然です。しかし、トラブルを事前に回避し、トラブルの拡大を防止するという点では、国民の果たす役割はきわめて大きいと確信しています。

育薬は、医療従事者、製薬企業、行政、国民の連携によって行われます。国民の育薬への理解と実践は、国民に対する十分な薬育によって達成されます。「育薬」と「薬育」の関係は、それぞれ、薬に対する「実地教育（体験）」と「基礎教育」の関係になります。

本書は、国民のみなさんに、育薬と薬育の真の意味とその重要性を認識していただくとともに、実際に行動していただくための指南書と考えてください。すべての国民が「薬の達人」となる社会を迎えることができれば、後述するテーラーメードの薬物療法の開発をはじめとする最先端の医療技術の大いなる発展にただ身をまかせるだけでは決して終わらない、正に「成熟した社会」といえるのではないでしょうか。

私の提案するこの新しい「医薬品革命」によって、患者にとって治療効果、副作用、使用性の面でより優れ、しかも医療従事者にとってトラブルを招き難い、すぐれた医薬品を創り上げて世にだすことが可能となります。最終的には、国民は、より良い新医薬品に途切れることなく出会え、しかもす

ぐれた薬をずっと、有効、安全に使用できるようになるでしょう。

第1部　薬を育《そだ》てる──育薬

育薬とは、

「国民と医療従事者が医薬品を育てる精神をもって密接に連携して、医薬品に関する問題点を見出し、なぜ問題が起こるのか、問題にどう対処したらよいのか、を明らかにすることにより、医薬品を進化させること」

です。ここでいう「国民」とは患者、医療消費者、生活者などを指し、「医療従事者」とは医師、薬剤師、看護師などを意味します。

しかし現在、国民には薬を育てる育薬精神が浸透していませんし、自らが参画して薬を進化させなければならないという認識もありません。このままでは、企業、行政、医療への不信ばかりがむやみにつのり、薬の進化や、優れた薬の創製が果たせなくなります。国民の育薬精神の醸成と、国民と医療従事者との密接な連携・情報交換に根ざした育薬の推進が焦眉の急といえるでしょう。

第1部では、育薬の推進のために今何が問題なのか、何をなすべきか、などについて考えてみることにしましょう。

1　医薬品の創薬、適正使用と育薬
―よい医薬品を創って、正しく使って、上手に育てる

(1)　よい医薬品を創る

画期的な夢の抗がん剤ってホント?

まず、新聞記事を示します(図1-1)。これは架空の記事ですが、よく見られるような内容です。「画期的な夢の抗がん剤…」といった魅力的な見出しには、誰もが目を止めます。一般の国民、とくにがん患者とその家族などからすると、「今すぐにでもぜひ使いたい、使わせていただきたい」というのが正直な感想だと思います。

しかし、ここで提示された薬物は、実際に患者に適用した場合、有効で安全であるかということはまだまったく不明なのです。とくに「動物実験」や「培養細胞」を用いた実験という記載がありますが、これが問題です。ヒトと動物では薬の有効性と安全性は大きく違うということが少なくありませんし、また培養細胞を用いた試験管の中でのいろいろな薬の作用と、生きた動物やヒト丸ごと一個体

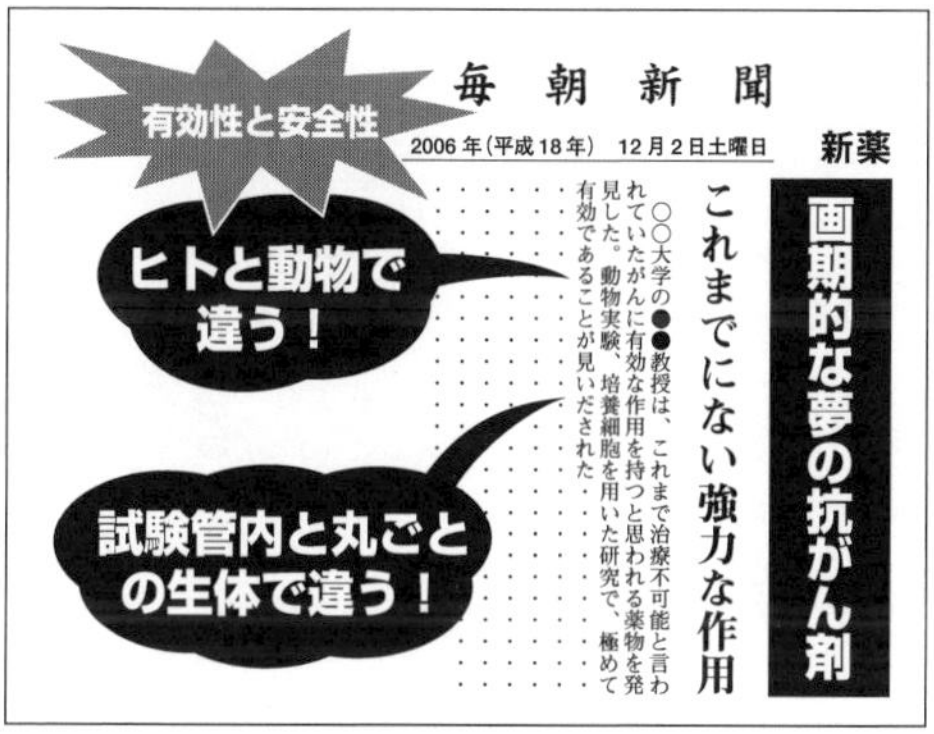

図 1-1　画期的な夢の抗がん剤？

での作用とは違うこともたびたび経験することです。

もちろん先の新聞記事には国民をだましたり、混乱させるつもりは微塵もないと思いますが、ヒトにおける薬の有効性と安全性の評価の前に、動物からヒトへ、試験管から生きている個体へ、有効性と安全性を確認していくという困難な壁を乗り越えなければなりません。

医薬品の創製、創薬とは何？

医薬品を創製する研究は大学で行っているのかというと、そうではありません。では一体どこで創製されているのかといいますと、答えは製薬企業です。当たり前のことですが、意外と誤解されているかもしれません。

薬を創製することを「創薬」といいます。大学は、創薬ではなく、創薬支援、たとえば医薬品のシーズとなる化合物の提案、薬の作用・体の中での動きなどのチェック方法の開発、創薬研究者の育成などを行っていると考えていただければよいでしょう。

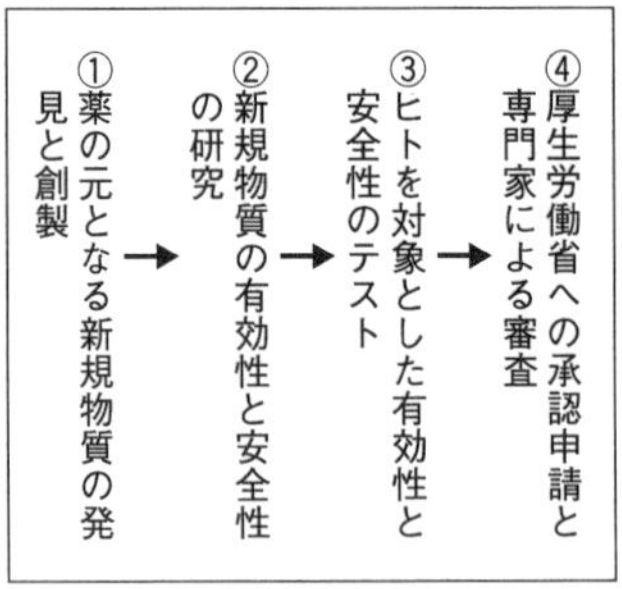
①薬の元となる新規物質の発見と創製
②新規物質の有効性と安全性の研究
③ヒトを対象とした有効性と安全性のテスト
④厚生労働省への承認申請と専門家による審査

図 1-2　創薬のプロセス

さて、製薬企業における創薬は、大きく分けて四つの過程からなります（図1-2）。これを簡単に説明しましょう。

最初に行われるのが、医薬品のシーズ（候補物質）となる新規化合物の発見で、いわゆる「モノ探し」です。この過程で、いろいろな「情報」が生まれてきます。

次に、その物質の有効性と安全性を、動物や培養細胞などを使って研究していきます。これらを「非臨床試験」といいます。先ほどの新聞記事は、ある大学教授が、この有効性のところだけを見出したというだけで、安全性などのチェックはまだまだ残されているのです。もちろん、この過程でも、いろいろな情報が生まれてきます。

細胞や動物を使用した試験において候補物質の有効性、安全性が一応確認できれば、次にヒトにおいて、その候補物質の有効性と安全性をチェックするための試験に入っていくことになります。これを「臨床試験」（あるいは「治療試験」「治験」）といいます。臨床試験を行うにあたっては、多くの人にいろいろご協力をいただかなければなりません。この過程の中でも、たくさんの貴重な情報が生まれてきます。

臨床試験（治験）は、段階ごとに進めていく必要があります。具体的には、

⑴第一相試験＝健常人が参加し、体内での薬の動きなどを調べる

⑵第二相試験＝比較的少数の患者が参加し、治療用量などの設定を行う

⑶第三相試験＝比較的多数の患者において、有効性と安全性を確認する

ことになります。その過程で、有害事象が発見された場合には臨床試験を中断し、継続すべきかが検討されます。効果がなかったり、予期せぬ重篤な有害作用が発見されると、医薬品として承認を受けることはできません。臨床試験は厚生労働省が定めた要件と国際的ルールに従って厳格に行われ、これから逸脱した試験方法や、逸脱した試験から得られたデータは認められません。また、臨床試験を行う医療機関は、実施する内容を「治験審査委員会」を設けて審議することになります。治験審査委員会とは、院長の諮問機関で、医学・薬学の専門家だけでなく、外部の委員を入れることが義務付けられ、第三者の視点や透明性が確保されるようになっています。臨床試験に参加するかどうかは、参加者の自由意思で決まり、さらに自由意思で中止することができます。臨床試験への参加同意は、慎重に行われ、文書で行うことになっています。

この臨床試験の過程において、ヒトにおける有効性、安全性が一定の基準のもとで確認できれば、最後に厚生労働省への承認申請と専門家による審査が行われます（図1-2）。データが足りなければ、ときには前の過程である非臨床試験や臨床試験に戻ることもあります。右に述べたような創薬の各ステップの中で、貴重な情報が多数生まれてきます。もちろんこれらの中には、企業にとっては特許の

対象となるノウハウ、企業秘密となる情報も多数あります。

上記の四つの過程は、最初から最後までだいたい九年から一七年ほどかかるといわれています。また、最初の一つの候補物質がそのまま一つの医薬品になるかというとそうではなく、平均すると一万二八八八個の候補物質からたった一個だけが医薬品となって日の目を見るといわれています（日本製薬工業協会調べ）。何とも低い確率といえるでしょう。その間、製薬企業は研究開発費として数百億円を費やすということになります。

このように、創薬というのは、膨大な時間と多くの人の英知・努力と費用を要するうえに、製薬企業にとってたいへんリスクの大きな仕事、事業であるといえます。最終的に有効性と安全性が確認されて、国から承認された医薬品は、先ほどの多種多様な情報とともに、医療現場に提供されることになります。

(2) 医薬品を正しく使う、上手に育てる

医薬品適正使用を淡々と粛々と行う

医薬品が上市（市販）された後、医師や薬剤師などの医療従事者は、「医薬品の適正使用」を心がけなければなりません（図1-3）。

医薬品適正使用は、具体的にはどのようにして実現されるのでしょうか。たとえば、以下のような

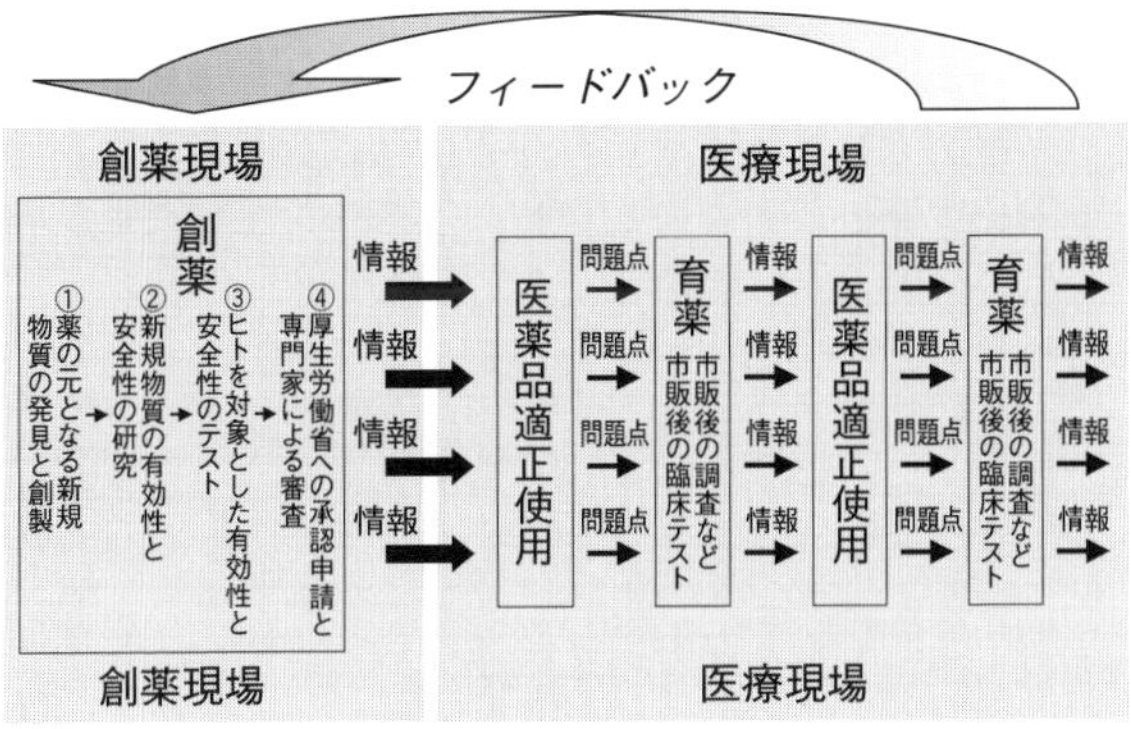

図 1-3　医薬品開発の発展サイクル

内容を医師や薬剤師がチェックすることにより実現されます。

「医師が処方せんを作るときに、名前が似ている別の医薬品を処方してはいないか」

「その患者さんの疾患を治療するのに本当に適した医薬品が処方されているか」

「処方が決められた使用法に合致しているか」

「用量は適正か、つまり投与量が多すぎたり、少な過ぎたりしていないか」

「使用してはならない患者さんに処方されていないか」

「副作用の兆しを見逃して処方され続けていないか」

「問題のある薬の飲み合わせがないか」

などです。医薬品適正使用が行われていないと、患者に有害作用が起こったり、治療効果が得られないなどのトラブルが発生することになります。場合によっては、医療ミス、投薬ミスとなるかもしれません。

この医薬品適正使用を実現するための根拠となるのが、創薬段階で得られたさまざまな「情報」であり、その情報を集約したものが「医療用医薬品添付文書」（いわゆる能書）です。医療従事者は、基本的には医療用医薬品添付文書に従って医薬品を使用しなければなりません。

育薬ってご存じ？

医薬品適正使用をきちんと行っているときにも、いろいろな問題点、すなわち創薬の段階では見出せなかった新しい医学的知見やトラブルの事例などが出てきます。

たとえば新種の副作用が見出されることがあります。創薬の臨床試験の段階においては、たかだか数百～一〇〇〇人程度の被験者しか対象になりませんので、一万人に一人、一〇万人に一人、あるいは一〇〇〇万人に一人程度といった発生率が低い副作用は、その段階で確実に見出すことは不可能といえます。こうした発生率が低い副作用は、その医薬品が市販されて多くの患者さんが使用して、やっと発見されることになり、最初に見出されたときにはまさに新種の副作用と認識されます。

同様に、新種の「薬の飲み合わせ」の問題もあります。また、すでに知られた副作用であっても、市販後（新薬発売後）にその副作用の発生率が意外と高いことが明らかになったとか、十分な治療効果が得られる患者さんの割合が意外と低かったといったような、薬物作用の問題が露呈することもあります。さらに、市販後に、「よりよい使用法・適用法が見出された」とか、「このような危険因子をもった患者さんには使用してはいけないということが初めて見出された」、「意外や意外、このような疾患にも治療効果が見出された」とか、いろいろな良いこと、悪いことが出てくるのです。

こうした市販後の諸問題はどのように集めればいいのでしょうか？　そのための市販後調査の実施は、法律によって、製薬企業に対して義務づけられています。その調査の中では、日常診療下での医薬品の有効性、安全性の確認とともに、市販前（治験）では得られなかった医薬品の適正使用についての情報の収集、提供が行われます。

最近、「ファーマコビジランス」という言葉がよく出てきます。日本語では「医薬品安全性監視」などと訳されることが多いようです。このファーマコビジランスという用語は、WHOによって「医薬品の有害な作用または医薬品に関連するその他の問題の検出・評価・理解・予防に関する科学と活動」と定義されています。

わが国においても日米EU医薬品規制調和国際会議で合意された「医薬品安全性監視の計画」が二〇〇五年に通知され、ファーマコビジランスの実施が現実のものとなりました。この通知は、市販後の情報の収集と評価を科学的に適切に実施するための計画策定についてのガイドラインです。情報に基づいて市販後にデータ収集を必要とする「安全性事項」を特定し、その事項に適した方法でのデータ収集の具体的な「医薬品監視計画」の策定を求めています。これに対応して、製薬企業の許可要件として医薬品等の「製造販売後安全管理基準」（Good Vigilance Practice）に関する省令が新たに定められるなど、市販後の安全対策の体制が整えられました。もちろんこれまでも市販後の調査が行われてきましたが、ファーマコビジランスの導入により、従来のような漠然とした情報収集ではなく、今後明らかにすべき事項を特定した上で、これに焦点を合わせた確実な情報収集と分析・評価を行うための計画を実施することが必要となったのです。

市販後の調査は比較的のんびりしたイメージがありますが、ゆっくり構えてはいられません。なぜなら、副作用は新たな医薬品が市販されて間もない時期に起こりやすいからです。このため、新たな医薬品が発売された直後には、製薬企業は副作用などの情報を迅速に収集し、医療機関に対して情報提供や注意喚起を行い、安全対策を講じることが責務となります。一方、医療機関でも副作用の発生に注意し、慎重に医薬品を適用する必要があります。これらを「市販直後調査」と呼び、制度としては二〇〇一年一〇月から施行されました。販売開始直後の六カ月間、製薬企業の医薬情報担当者が医療機関、医師などを訪問して実施することになっています。

では、このように収集された調査結果は、ただ医療現場に提供されるだけなのでしょうか？ それだけでは終わりません。次に「なぜ問題が起こるのか」「問題にどう対処したらよいのか」ということを明らかにしなければなりません。

ここまでの、問題点の発見からはじまり、解決に至る一連のプロセスを「育薬」といいます。読んで字のごとく薬を育てるというイメージですが、その本質は「研究」だといえます。

育薬研究を行う中からまた、新しい情報が生まれてきます（図1-3）。医療現場では、その情報に従って、また医薬品適正使用を淡々と粛々と行っていかなければいけないのです。このような過程の中で、また新しい問題点が出てきて、また育薬研究をして、さらにまた新しい情報が生まれてくることになります（図1-3）。

アスピリン一〇〇年の歴史

医薬品適正使用と育薬からなるプロセスが一〇〇年間以上も続けられ、現在も続いていて、将来も続くであろう薬があります。誰もが知っている「アスピリン」です。これはもはや誰かの、どこかの会社あるいはどこかの国の財産というよりは、人類の財産です。

ここで、アスピリンの歴史について述べておきましょう。

古代インド、中国、ギリシャにおいて、ヤナギの樹皮の抽出エキスには鎮痛・解熱作用があることが知られていました。お釈迦様がヤナギの枝をかじって歯痛を治したという言い伝えがあるくらいです。

それから時代は下って一八二九年になって、その活性成分はサリシンと呼ばれる成分であり、服用すると体内でサリチル酸に変わることが証明されました。そのサリチル酸には優れた解熱効果があることがわかり、リウマチ熱の治療に用いられていました。しかし、サリチル酸は、耐えられないほどの苦味や胃障害（胃潰瘍など）などの重大な副作用を持つという問題をかかえていました。

ドイツ・バイエル社のフェリックス・ホフマン博士は、リウマチを患う父の苦境を救うために、サリチル酸に代わる副作用の少ない新しい抗リウマチ薬の開発に没頭していました。そして一八九七年八月一〇日、彼は二九歳の若さでアセチルサリチル酸（アスピリン）の合成に成功したのです。ここに、世界で最も広く使用され、現在では一〇〇年以上の歴史を持つアスピリンが誕生したのです。アセチルサリチル酸はそれまでも過去に何人かの科学者によって合成されてはいましたが、原料のサリチル酸が残っていたり、また不純物が混ざっていたため実用化されるにはいたっていなかったのです。ここまでは、アスピリンの創薬とでもいえましょうか。

アスピリンの使用量は、現在では年間およそ五万トンにのぼるといわれています。これは五〇〇mgの錠剤だと約一〇〇〇億錠分になり、これを地球上に並べると一〇〇万km以上で、何と地球を二五周以上することになるということです（平澤正夫『超薬アスピリン』平凡社新書、二〇〇一より）。また世界の全人口を六〇億人とすると、一人当たり平均して一年に一六錠服用したことになります。

その後、アスピリンを長期服用すると血が止まりにくくなるという副作用が見出されました。一九七〇年代に入って、このことを逆手にとって、血液の凝固を抑えて心筋梗塞や脳梗塞などの予防に使えるのではないかという研究が進められました。このあたりからがアスピリンの育薬といえましょう。研究の結果、解熱鎮痛薬として使うときよりずっと少ない量で、血液の凝固を抑える効果があることが確認されました。ここに、アスピリンの新たな能力が発見されたことになります。

日本でも、この血液凝固抑制作用は知られていましたが、保険上は解熱、鎮痛、消炎剤としての効能しか認められていなかったため、血液凝固抑制目的には、長らく保険適用外で使われていました。しかし、二〇〇〇年九月になってやっと、アスピリンは抗血小板製剤として認められました。今では、アスピリンの大半が、抗血小板作用に基づく血栓予防目的に使用されています。

続いて一九八〇年代に入ると、大腸がんをはじめとするがんにも効く可能性があることが、動物試験や臨床試験、疫学調査によって研究されました。さらに二一世紀に入り、アルツハイマー病、骨粗鬆症、糖尿病、妊娠中毒、歯科疾患、不妊などに効果があるのではないかと研究が行われています。また、二〇〇五年には、川崎病に対する効果が認められ、効能が追加されました。

アスピリンの進化は新しい効能効果の発見ばかりではありません。アスピリンの副作用のうち、最も一般的なものが胃腸障害です。ライオンから販売されているバファリン81 mg錠には、アスピリンの他に、制酸剤(緩衝剤)としてダイアルミネート(アルミニウムグリシネートと炭酸マグネシウム)が配合されています。これは、胃腸障害を防ぐための工夫です。またダイアルミネートは胃壁を保護するばかりでなく、アスピリンの吸収を良好にするともいわれています。一方で、本家のバイエルはバイアスピリン錠一〇〇 mgを販売しています。これは錠剤が胃ではなく腸で溶け出すように工夫され、腸溶錠と呼ばれています。これにより胃の障害が軽減でき、薬物の吸収部位である腸ではじめて溶出するため、都合がいいのです。したがってバイアスピリン錠は、特別な場合を除いて割ったり、砕いたり、すりつぶしたりして服用してはいけません。

これら二つの薬剤は、従来のアスピリンの錠剤と比べて、主薬のアスピリンそのものには何の違いもありませんが、アスピリンの付加価値が高まっているといえます。また、先に述べたように川崎病へのアスピリンの使用があることから、幼児や小児に用量調節がしやすいアスピリンの粉末製剤が二〇〇四年に申請されました。

アスピリンの歴史はいい話ばかりではありません。アスピリンの副作用は、先に述べた胃腸障害だけではないのです。喘息発作の誘発、皮膚粘膜眼症候群、中毒性表皮壊死症、再生不良性貧血などの致死性の副作用すら知られています。また、子供への使用は注意が必要です。一五歳未満の水痘、インフルエンザの患者にアスピリンを使用すると、ライ症候群という死亡率の高い危険な疾患になる可能性が高いことが報告されています。アスピリンを処方する医師が注意することはもちろんですが、町の薬局で小児用のアスピリン含有の鎮痛剤を購入する際には、薬剤師に必ず相談する必要があります。しかし、このような致死性の副作用があるからといってアスピリンが販売中止になることはなく、適正に使用していればきわめて有用な医薬品であると広く認知されています。

ソリブジンたった二カ月の歴史

一方で、短命に終わった医薬品もあります。単純疱疹・帯状疱疹という皮膚疾患をご存知でしょうか？　単純ヘルペスウイルスや水痘・帯状疱疹ウイルスによって起こる病気で、腹や胸などに帯状に赤いぶつぶつができて、治癒してからも疼痛を伴う病気です。この皮膚病の治療薬は、以前は、大きい錠剤（直径一一㎜、厚さ五・三㎜、重さ〇・五二二g）を二錠ずつ、しかも一日五回（朝・昼・おやつ時・夕・就寝前）も飲まなければならなかったのです。

しかし、一九九三年九月三日に新しい治療薬として「ソリブジン」（商品名 ユースビル錠）が販売され、これらの問題は解決しました。ソリブジンは、服用しやすい小さな錠剤（直径六・九㎜、厚さ三・九㎜、重さ〇・一六g）であり、一回一錠、一日三回飲めばよいということであったのです。すなわち、飲む量が一〇分の一以下になったのです。また、それだけではなく、従来の薬よりも効果が六〇〇〇倍も優れているというのです。大変に期待される新薬であり、医療現場で広く使用されることが予測されました。

ところが、発売されてまもなく、この薬を服用した患者のなかから、食欲減退、発熱、出血などを起こして死亡していく患者が続出しました。最終的には一五人が死亡する大事件となったのです。

原因を調べたところ、このソリブジンと、フルオロウラシル系といわれる抗がん剤（テガフール、5-フルオロウラシルなど）とを一緒に飲んだことが原因とわかりました。フルオロウラシル系抗がん剤は体内において、ある酵素（ジヒドロピリミジンデヒドロゲナーゼ）によって解毒代謝され、時間が経つと体内からなくなってしまうので、治療効果を得るためには継続して服用する必要があります。一方、ソリブジン（実際にはその代謝産物）には、その酵素のはたらきを強く阻害する能力があることが知られていました。したがって、両剤を併用すると抗がん剤が解毒代謝できなくなり、継続して用いると過量投与と同等になってしまいます。抗がん剤はもともと副作用・毒性作用の強い薬ですから、このようなことになると体にとってはたまったものではなく、有害作用によって死にいたることになるのです。この併用は「禁忌」（してはならない）となっていましたが、医師、薬剤師、製薬企業も認識が甘く、同じ医師によって同一処方せん内で併用されたり、同じ病院での複数診療科による別々の処方せん内、さらに、複数施設での別々の処方せん内で併用されることとなってしまったのです。

このショッキングなできごとは「ソリブジン薬害」と呼ばれ、新聞をはじめマスコミでも大きく報道されました。これまでのサリドマイドやキノホルム、クロロキン薬害のように一つの薬の服用によって起こった薬害や、あるいはエイズの原因となった血液製剤による薬害とは性質がまったく異なり、二つの薬の「飲み合わせ」によって多数の死者が出た初めての大薬害事件でした。製薬企業は、同年一一月一九日にソリブジンを回収したと発表しました。

すなわち、優れた新薬が発売後二カ月足らずで医療現場、市場から消えてしまったということになります。ソリブジン自体や、それを開発した製薬企業の立場からすると、多くの帯状疱疹患者を救い、売上を上げる、という目的を全うすることなく、薬としての短い生涯を終えてしまったということになります。

なぜこのようなことになってしまったのでしょうか？　一言でいうと、それは医薬品の適正な使用が行われなかったからです。創薬の段階で得られた貴重な情報（公表されていた情報もありますが、未公表の情報もありました）が医薬品適正使用に活かされなかったということです。このような事件があってからも、ただちに適正な使用を啓発すればいいではないかとの意見もありましたが、残念なことにその後の製薬企業の対応がきわめて悪かったことなどもあり、道義的な問題もからんでソリブジンは市場から撤退せざるを得なくなってしまったのです。

先に述べたように、医薬品として市場に出るまでには、数百億円以上の研究開発費を費やして、多くの基礎研究、動物実験、ヒトを用いた臨床試験が行われたはずですし、またソリブジンによって帯状疱疹というやっかいな病気を克服できた患者がどれくらいいたことだろうか、と思うと、きわめて残念なことです。生まれてまもなく、育薬を受けることなく市場から撤退せざるを得なくなってしまったのです。

このようにしてみると、ソリブジンとアスピリンの歴史は、医薬品適正使用をすすめて育薬をはかるという観点からみて、きわめて対照的です。ソリブジンはなぜ短命だったのでしょうか？　アスピリンはなぜ一〇〇年の歴史を歩むことができているのでしょうか？

「医薬品が長い期間使用され、良い医薬品としての評価を得るためには、医薬品が発売されてからも、たゆむことなく有効性と安全性を確保する努力を続けるとともに、新たな作用や副作用に関する研究を継続することにより、医薬品の歴史としての医薬品情報を蓄える必要がある」

このことは、国民・患者の立場からばかりではなく、製薬企業の立場からも重要なことです。医薬品の生命がのびれば、持続的な売上が望め、そこから安定的に、新薬開発のための研究費用が確保できるようになり、次の医薬品の創製につながるのです。

(3) そもそも医薬品とは？医薬品開発とは？

創薬、医薬品適正使用、育薬のサイクルは医薬品開発の発展サイクル

いままで述べてきたような創薬から適正使用、育薬へという流れを、みなさんにもぜひ覚えていただきたいと思います。アスピリンの歴史、ソリブジンの歴史も知っていただきたいと思います。

しかし、このプロセスは、創薬から育薬へ、片方向の流れだけで終わるのではありません。育薬によって生み出された新しいノウハウ、新しい情報、知見などは、創薬現場（企業）にフィードバックされなければなりません（図1-3）。市販後情報が、将来のより良い新規医薬品を創製するための貴重な糧になっていくわけです。つまり、創薬から育薬へ、さらに、育薬から創薬へと、これがぐるぐる繰り返されていくことになります。

この流れ全体を私は、「医薬品開発の発展サイクル」と呼んでいます（図1-3）。つまり、医薬品開発というのは、広い意味では、創薬の段階だけではなくて、医療現場でも連綿と続いていて、既存の医薬品にどんどん磨きがかかってくる、さらに、これまでにない優れたピカピカの新医薬品が創製されてくるという過程なのです。

結局、医薬品とは何？ 医薬品開発とは何？

もうおわかりですね。「医薬品とは何か？」という定義です。プロローグでも述べたように、医薬品とは、目に見える、手にとることができる有機化合物、無機化合物、粉、錠剤、カプセルだけではなくて、これらを「誰に使うのか」「どう使うのか」「使うときの注意は何か」「特性・特徴はどうなっているのか」という、それこそ目に見えない情報によって支えられた「製品」なのです。創薬の過程においてたくさんの情報が生まれますし、市販後においてもたくさんの情報が創製され続けます。それらの貴重な情報が、「モノ」としての薬剤に付帯してはじめて「医薬品」ということができます。

これはたいへんに重要な概念なので、ぜひ忘れないでください。

そして、医薬品開発というのは、製薬企業での創薬、すなわち、モノと情報を「創造する」ということに加えて、医療現場での医薬品適正使用、すなわち、「維持（メンテナンス）する」ということ、それから医療現場、製薬企業での育薬、すなわち、「進化させる」ということの三点セットなのです。この後半の部分、医薬品適正使用と育薬は、医療現場、製薬企業に課せられたミッションです。わかりやすい言葉にすれば、「薬を正しく使って、上手に育てる」、すなわち「医薬品が歩む人生を管理する（すなわち、医薬品のライフタイムマネジメント）」、これに集約されます。

2 育薬による医薬品の進化

(1) 適正な使用でもトラブルは起こる

医薬品の副作用死は死因の第四位

一九九八年、米国医師会雑誌JAMAに
「一九九四年、米国において、医薬品による重篤な副作用が約二二〇万人の患者に起こって入院加療が必要となり、そのうち約一〇万六〇〇〇人が死亡している（図1-4）。この副作用死は心臓病、がん、脳血管障害に次いで死因の第四位から第六位の間に位置する」
というカナダ・トロント大学の研究者からの推計結果が報告されました。この論文では、投薬ミス、服薬の不遵守、過量投与、薬物依存、治療の失敗に基づく有害作用やその可能性がある副作用を除外しており、医薬品が適正に使用された場合のみを対象とした解析であるとしています。発表後いろいろと議論が展開されましたが、きわめて刺激的な論文であることには間違いないと思います。またJ

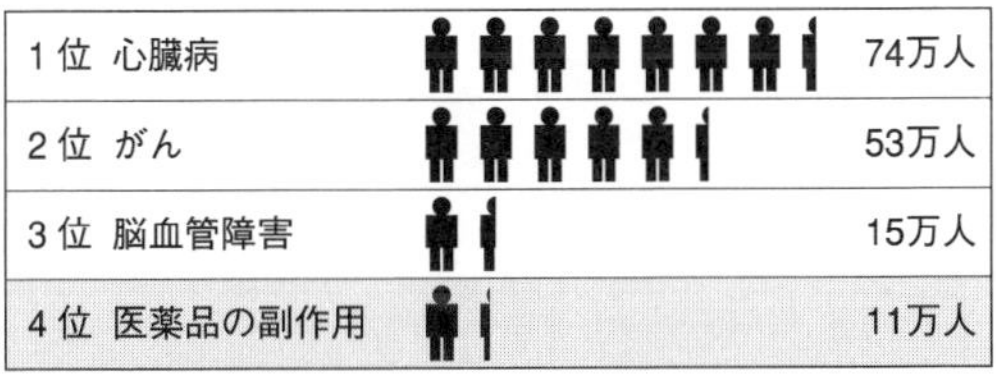

1位 心臓病	74万人
2位 がん	53万人
3位 脳血管障害	15万人
4位 医薬品の副作用	11万人

図 1-4　3大死因と医薬品の副作用による死者（米国，1994年）（Lazarou *et al.*, 1998より）　医薬品が適正に使用されても，年間10万人以上の入院患者が医薬品の副作用で死亡している．

ＡＭＡの別の報告においては、直接的に薬の副作用が起因となってよけいにかかる医療費は、米国において年間一五・六億ドルから四〇億ドルであると推定されています。

決められた方法で薬物治療をしていても、治療効果の出る人・出ない人、副作用の出る人・出ない人がいるのは、「薬物作用のあらわれ方が人によって異なる」、すなわち「個人差」があるためですが、右で紹介した報告は、この薬物作用の個人差が、重要な問題であることを物語っています。現在、そのメカニズムの解明と、対処法の確立が待たれています。

さらにいうならば、これらの報告は、医薬品の市販後における育薬研究の必要性を提示しているのだと私は思います。薬物作用の個人差に起因する副作用以外にも、事前回避不能なトラブルとして、たとえば「新種の副作用」「新種の薬の飲み合わせ」などをあげることができます。創薬段階では投与する患者数が限られているために見出せなかったけれども、多くの患者に使用してはじめてわかった副作用や薬の飲み合わせです。これによって重篤な障害を被ったり、最悪の場合、死亡する患者が出てくる可能性もあります。

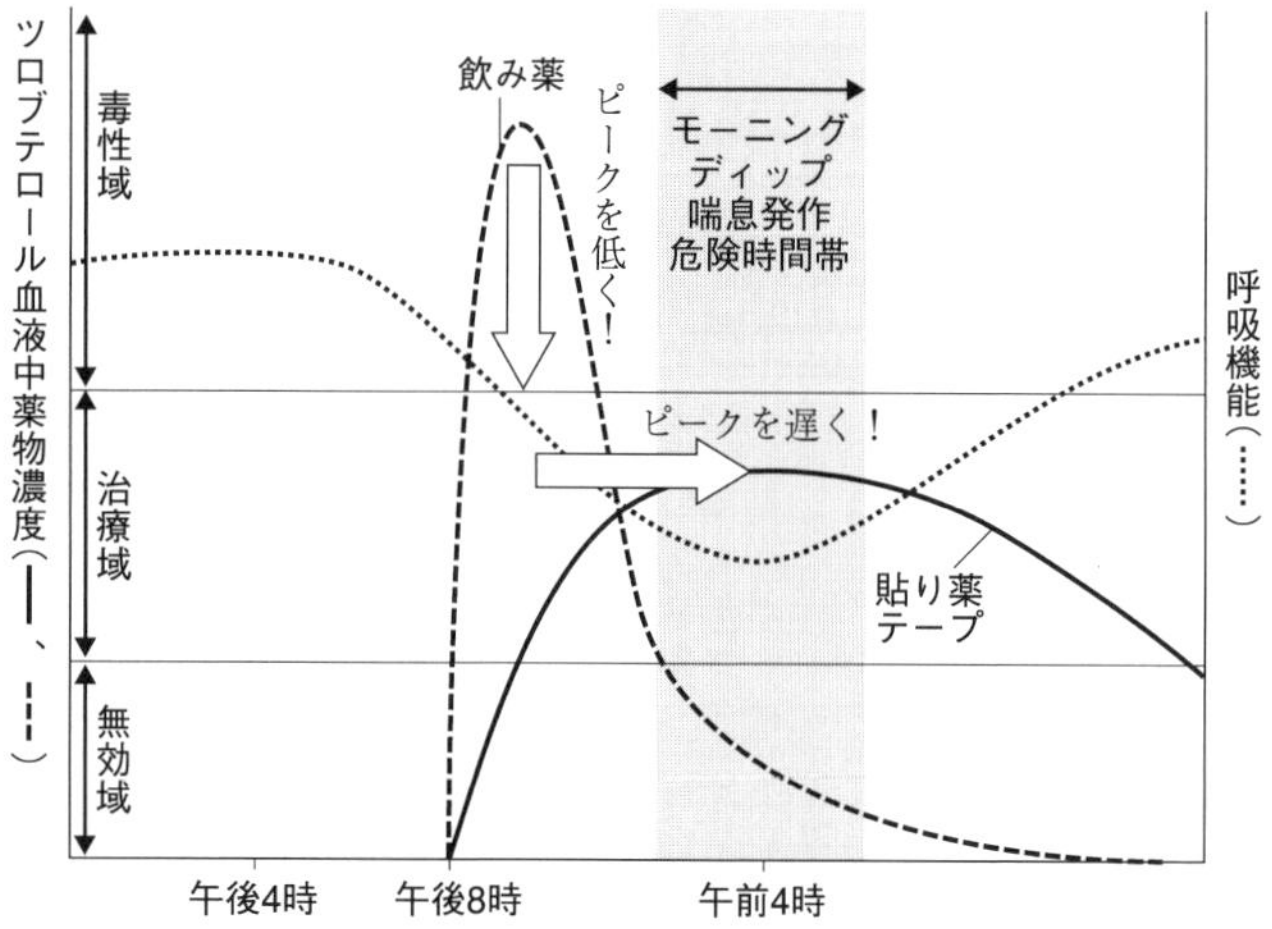

図1-5　呼吸機能の日内リズムと喘息治療薬ツロブテロールの血液中濃度の推移

(2)　育薬のための薬の工夫

医療現場の願いから医薬品の進化を図る

すでに述べたように、育薬の過程ではいろいろな発見があります（1章20頁参照）。その中の「よりよい使用法・適用法・治療法の発見」について、具体的な例を交えてご紹介したいと思います。

読者のみなさんの中には、喘息で苦しんでいる方もおられるでしょう。明け方は、喘息発作の危険時間帯として注意しなければなりません。この現象は、モーニング・ディップと呼ばれています（図1-5）。

喘息発作を抑える薬物のひとつに、ツロブテロール（商品名　ホクナリンドライシロップ・錠・テープなど）という薬があります。この薬は、気管支をひろげて発作を抑えるはたらきがありますが、体内レベル（血液中濃度）が低すぎると効果はなく（無効域）、適切な体内レベルで目的とする効果が得られますが（治療域）、高くなりすぎると副作用が発生します（毒性域）。

以前は、ツロブテロールの飲み薬や吸入剤が喘息治療に使用されていました。ところが、生活リズムから考えてあまり無理のない時間帯、たとえば寝る前とか夕食後にそれらの薬剤を服用しますと、服用直後は体内レベルが急速に上昇するので、多くの患者では速やかに治療効果が得られる一方、患者によっては毒性域にまで上昇してしまうこともありました（図1-5）。一方、服用してしばらくすると、体内レベルは比較的速やかに低下して、治療域を下回り無効域まで低下してしまいます。これでは、服用した直後には副作用に見舞われる危険がある一方で、喘息発作の危険時間帯（モーニング・ディップ）まで薬の効果が持続しないことになってしまいます。飲む時間を真夜中にすればよいかもしれませんが、真夜中に起きて服用するというのはたいへん面倒であり、現実的ではありません。ではどのように問題を解決すればいいのでしょうか？

そこで薬の体内レベルのピークを治療域内に抑えつつ、治療域が持続する時間帯を喘息発作の危険が高い時間帯にまでずらす、という工夫が必要となります。これを実現するために、北陸製薬（現在のアボットジャパン）は、ドラッグデリバリー（薬物送達）システムという新技術を駆使して、ツロブテロールの貼り薬（商品名　ホクナリンテープ）を開発したのです。貼り薬といっても、貼ったところだけに効く湿布薬とは異なり、きちんと全身に吸収されて気管支を拡張させるものです。たとえば、この薬を就寝前に胸、背あるいは上腕部に貼付しますと、体内レベルの上昇は飲み薬ほど顕著ではなく、しかもモーニング・ディップの危険時間帯に体内レベルがちょうど治療域を維持できるようにな

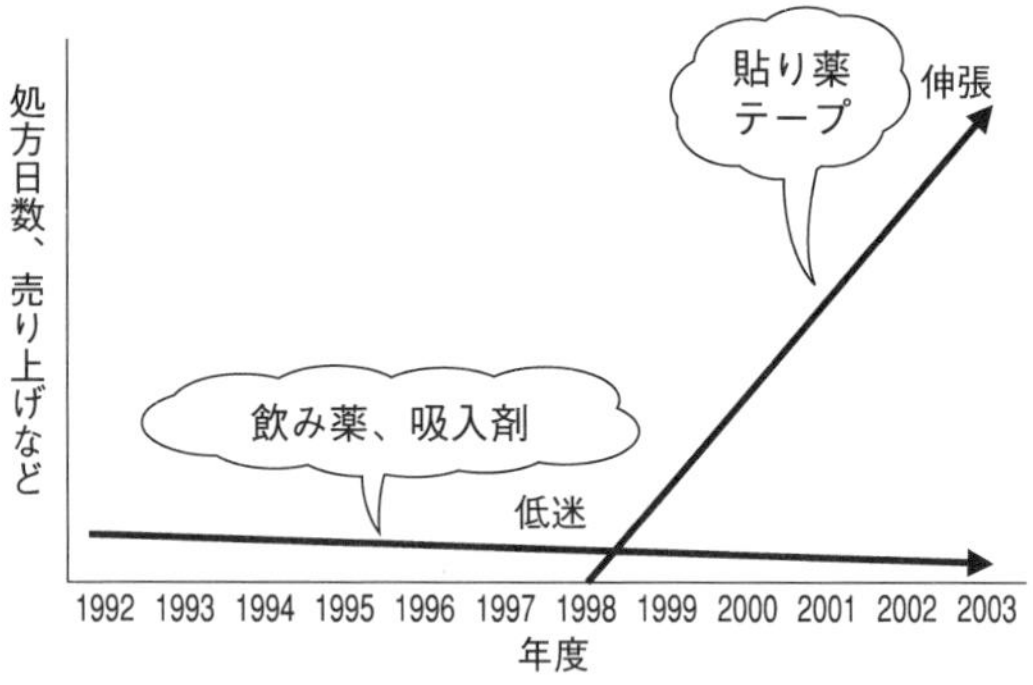

図 1-6　ツロブテロール使用量などの変遷の概念図

ります。薬の体内での動きを、病態のリズムに合わせるという素晴らしい方法だと思います。

この製薬企業は、通常のツロブテロールの飲み薬、吸入剤などを販売しているときは、ツロブテロールの全処方日数や総売り上げ高などはずっと低迷していました（図 1-6）。これでは、企業としては、採算が合わず、製造中止になっても不思議ではありません。しかし、新しい製剤としてこの貼り薬が開発されると、一挙に処方日数、売り上げ高が上昇して息を吹き返したのです。

これは、医療現場での薬の問題点、つまり服用直後には副作用がある一方で、モーニング・ディップを解消できないという点をきちんと把握して、それを新規剤形の貼り薬を開発することで解決し、患者や医療従事者のニーズにきちんと応えたという、育薬の成功例といえます。すなわち、育薬研究がしっかりと行われ、医薬品の進化を果たした良い例です。もちろん、このような育薬は、製薬企業の発展にもつながることになります。

患者のニーズが育薬を推進

患者の意見、ニーズは、医薬品に関する貴重な情報源です。副作用など安全性に問題はないか、効果を十分に発揮できているか、適正に使用されているか、使いやすいかどうかなど…。こうした患者からの情報の蓄積が、育薬の原動力となります。

たとえば、口腔内速溶錠、口腔内崩壊錠（ＯＤ［orally disintegrating］錠）と呼ばれる錠剤が開発されています。普通の錠剤は、口に入れたら錠剤のまま水で飲み込まなければなりません。もししばらく口腔内に入れておくと、溶けることもありますが、苦いいやな味がすることがあります。これに対して、口腔内崩壊錠は、口に入れるとラムネ菓子のように容易に溶けて、後は水とともにすんなりと飲み込めるというタイプの錠剤です。

このような錠剤が開発されるきっかけとなったのは、高齢者施設での医薬品の使い方に関する情報があったからです。高齢者は、ものを飲み込む能力が低いために、薬がうまく飲み込めなかったり、のどに詰まらせてしまったりします。その結果、薬を正しく服用しない一因となります。したがって、一部の施設では、錠剤をすり潰してから服用させていますが、味が悪くなるばかりか、錠剤をつぶすということ自体に、薬の安定性が確保できないこと、薬の溶け出し方が変わってしまうことなどの問題がありますので、勧められません。

こうした中、高齢者でも飲みやすい製剤の研究が進められ、数社からさまざまなタイプの「口に入れるとすぐに溶ける錠剤」が市販されるにいたりました。患者のニーズが医療従事者や製薬企業の研究者にうまく伝わったということです。以上のように、医薬品の使い方の問題に対処すべく、患者のニーズがもとになって医薬品が改良された例は少なくないのです。

患者の協力があっての育薬

医薬品をもっと良くするために、またより良い使い方を見出すために、どのような育薬を展開したらよいのでしょうか？

育薬の推進には、まず、医薬品適正使用が確保されていることが前提になります。たとえば、決められた方法と違った方法で使用されていたら、正しいと考えられていたこれまでの使い方に実はどのような問題があったのかを正確につかむことができません。医薬品適正使用の確保には、医師が正しく処方し、薬剤師が適正に処方せんをチェックすることが前提になりますが、患者自身も医師・薬剤師から指示された正しい使い方を守る必要があります。たとえば、一日三回毎食後に服用しなければならない医薬品を、面倒だからと一日一回あるいは二回しか飲まなかったり、逆に薬の効果を強めるために過量に服用したり、食間に服用すべきところを食後に服用したり、併用してはいけない薬（とくにOTC医薬品など）と一緒に服用したり、ある種の健康食品との併用が禁止されていることを無視したり、といった状況ですと、得られた情報は誤ったものとなり、育薬への展開ができなくなります。繰り返しになりますが、育薬を行う基本は医薬品適正使用なのです。

しかし、適正に使用していたにもかかわらず、副作用などの有害事象が生じた場合や、期待する治療効果が得られない場合には、その薬の使用は中止となり、必然的に、育薬への協力もそこで中止となります。しかしこのとき得られた、新たなる副作用や治療効果に関する情報はきわめて貴重であり、これは新たな育薬研究の端緒となります。すなわち、育薬研究には、医師、薬剤師、看護師などの医療従事者ばかりではなく、患者自身の積極的な参画、協力（医薬品適正使用の履行と問題の発見・訴え）が不可欠なのです。

育薬推進のための情報収集・解析・評価・提供システム

医療従事者が国民や患者から的確に情報（育薬を行うためのシーズ）を集めるといっても、個々の医療従事者が単独で、あるいは小グループ単位で行ったのでは、量的に十分な情報を得ることはできません。それに、このようにして得られた情報は、往々にして集めた個人あるいはグループ内で抱え込まれて公にはなりません。

したがって、個々の医療従事者が手に入れた貴重な情報を、一カ所に効率よく収集するシステムが必要なのです。このシステム自体を構築することはそれほど困難ではありませんが、多くの協力者の参加を得て、安定的に効率よく運営し、多くの情報を集めるには、それなりの工夫が必要なのです。多くの情報を集める上での最大の問題点は、医療従事者に対する動機づけをどうするか、です。

筆者は、これらの問題を解決して、医薬品市販後の情報を効率的に収集するための全国薬剤師間情報交換ネットワークプロジェクトを構築しました。このプロジェクトは、「インターネット基盤の薬剤師間情報交換・研修システム（internet-based pharmacist's information sharing system; i-Phiss）」と呼ばれ、現在ではその運営を、国立大学教員によって設立されたＮＰＯ法人「医薬品ライフタイムマネジメントセンター」に移して発展を続けています。そこでは、医療現場の薬剤師から、薬物治療に関するさまざまな臨床事例（薬剤の使用実態、トラブルの事例など）を集めたり、医薬品使用実態調査などを行い、それらに薬学的側面から解析・評価、解説を加え、適正使用推進の見地から再編集し、再度登録者に配信しています。このサービスが動機づけとなり、さらに多くの市販後の情報が薬剤師から提供されることになります。現在全国、北海道から沖縄までの九〇〇〇名を超える薬剤師が登録しています。

また、昨年からは医師を対象に同様のシステム（internet-based Medical doctor's information sharing system; i-Mediss）の運用を開始しました（現在登録者数一五〇〇名）。

(3) 医薬品の効く人・効かない人、副作用の出る人・出ない人

テーラーメードの薬物療法

もう一つ育薬研究の例をお示ししましょう。薬のはたらきに関する個人差を解決するための研究です。個人差を解決するための研究というのは、いいかえればテーラーメードの薬物療法の開発ということができます。

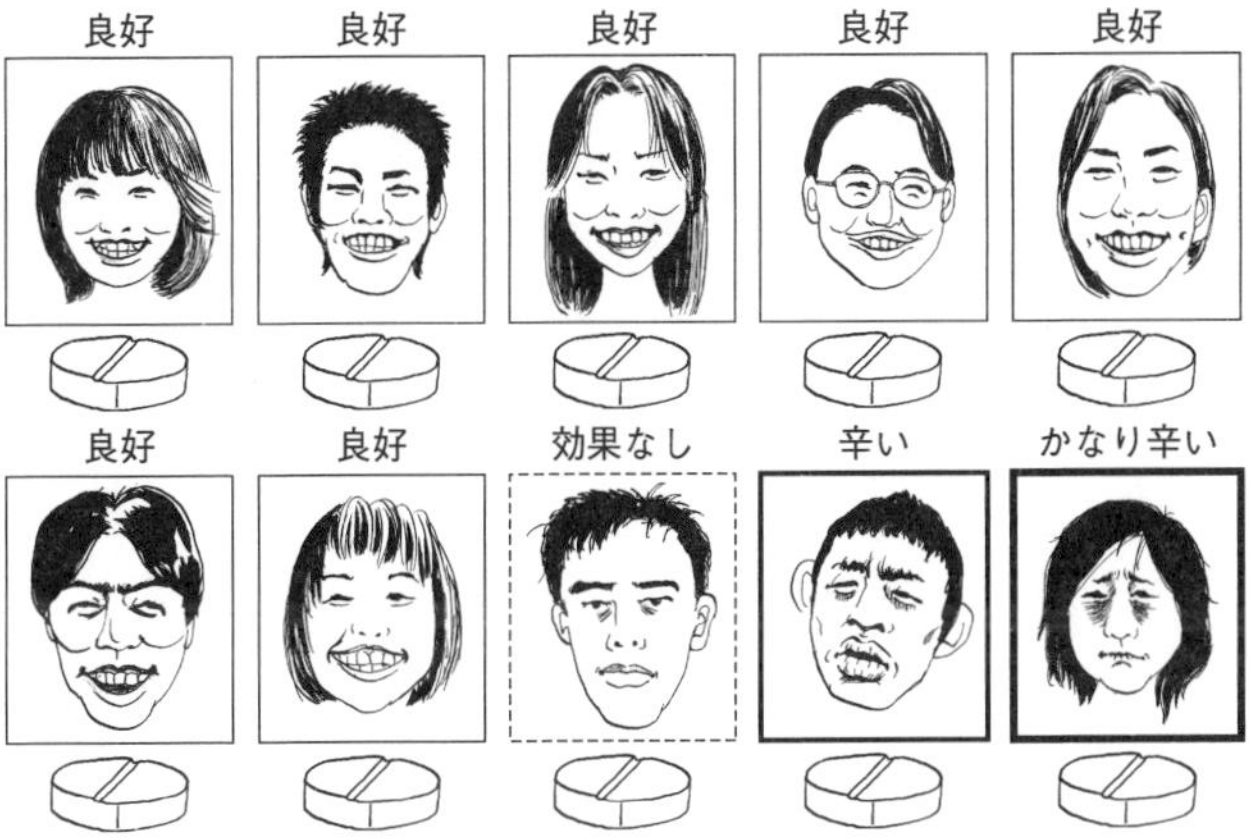

図 1-7　薬の作用にはこんなに個人差がある

薬物治療を行っていると、同じ用法用量で治療しても、治療効果が得られる患者と得られない患者、副作用が起こる患者と起こらない患者がいることに気づきます。まさに薬のはたらきの個人差ですが、その原因としては、合併疾患の有無（肝障害、腎障害など）、併用薬の有無（薬の飲み合わせ）、生理的状態の違い（年齢の違い、妊娠・非妊娠など）、日々の嗜好（食物、飲料物、タバコなどの嗜好品など）の違い、環境の違いなど、いろいろなものがあります。最近では、こうした原因の中でも、患者個人個人の体質、とくに遺伝的な違いがたいへん注目されていて、研究も進んでいます。その一部をご紹介しましょう。

たとえばあなたがアレルギーや花粉症などになったときに、クロルフェニラミンという抗ヒスタミン薬を飲むことになるかもしれません。この薬を一人一錠、一〇名の方に飲んでいただいたとします（図1-7）。

そうすると、このうちの七人はたいへん良好な治療効

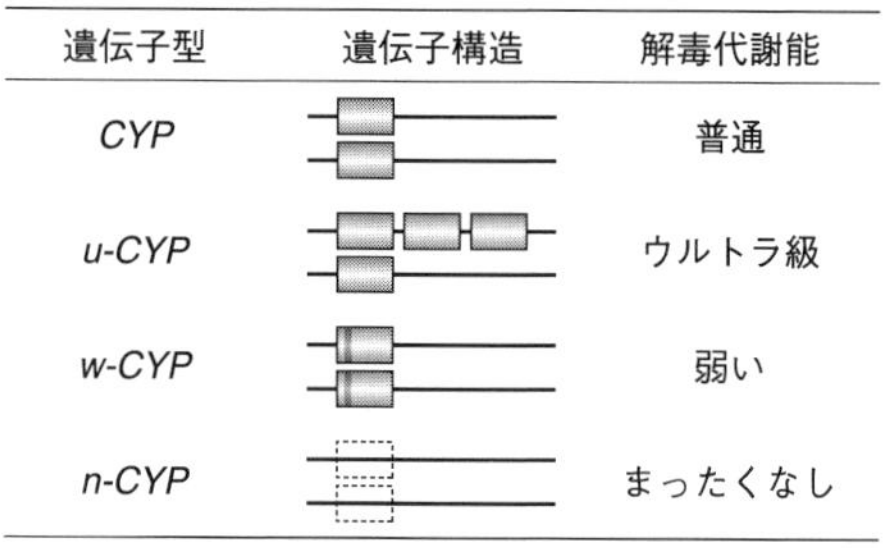

遺伝子型	遺伝子構造	解毒代謝能
CYP		普通
u-CYP		ウルトラ級
w-CYP		弱い
n-CYP		まったくなし

図1-8　薬の解毒代謝を担うCYPの遺伝子型の個人差

果が得られました。しかし、一人は飲んだか飲んでいないかわからない、つまり、治療効果がほとんど得られませんでした。別の一人は眠気などの副作用でちょっとつらいと訴え、もう一人は副作用がどうしようもなくつらく、すぐにでも横になりたいと訴えました。

このような個人差はなぜ生じたのでしょうか？　そこでクロルフェニラミンの体内からの解毒メカニズムを調べてみると、肝臓の解毒酵素（チトクロムP450でありCYPと略します）によって代謝分解されることがわかりました。酵素は遺伝子を設計図として作られるものですが、ほとんどの方には、この酵素の通常の遺伝子（CYP）が一組（二個）あって、ちゃんと機能しています（図1-8）。

けれども、日本人にはきわめて少ないのですが、この遺伝子を三個以上持っている方もおられます（*u*-CYP）。このような方においては、解毒酵素が体内で多量に作られます。代謝分解の点からいうと、ウルトラマンみたいな方です。また一部の方は、遺伝子の一部に変異（遺伝子の構造のちょっとした違い）があって、作られる酵素の解毒代謝能力が低い場合があります（*w*-CYP）。このタイプは、日本人に比較的多いといわれています（でも、だからといって病気ではありませ

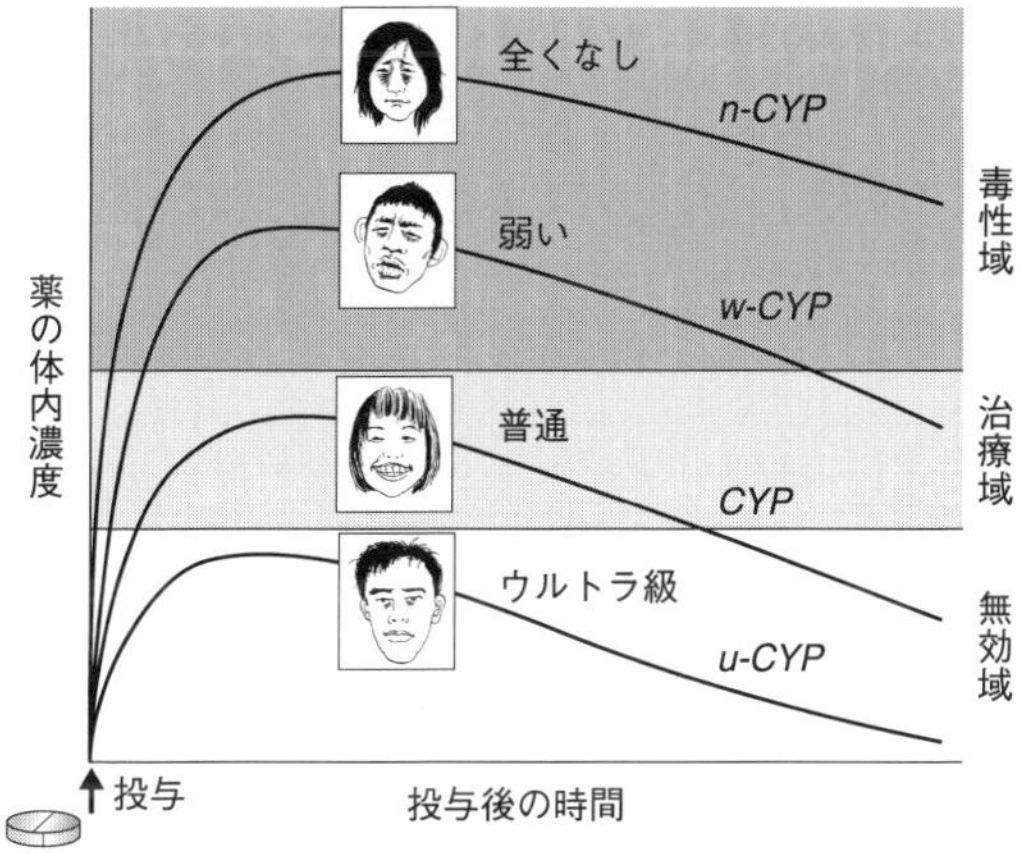

図1-9　薬の体内濃度の推移

んのでご安心ください)。さらに一部の方（日本人にはきわめて少ない）は、この遺伝子をまったく持っておられないのです（*n*-*CYP*)。したがって、もちろんこの解毒酵素をまったく持たないことになります（これももちろん、病気ではありません)。

これらの方々が薬を服用した場合の薬の体内レベルをグラフ（概念図）で表しますと、普通の方は治療域にちゃんと収まっているのですが、先ほどの酵素をたくさん持つウルトラマンのような方は、解毒代謝力が高いので薬はすぐに代謝されてしまい、体内レベルは治療域に達しません（図1-9)。逆に酵素活性の少し弱い方は、解毒代謝力が弱いので、体内レベルはより上昇することになります。解毒酵素を持たない方は解毒できないわけですから、体内レベルは大変に高くなります。

そして、体内レベルが治療域に達しない方は効果が得られませんし、逆に体内レベルが高い方は副作用を生じやすいことになります。

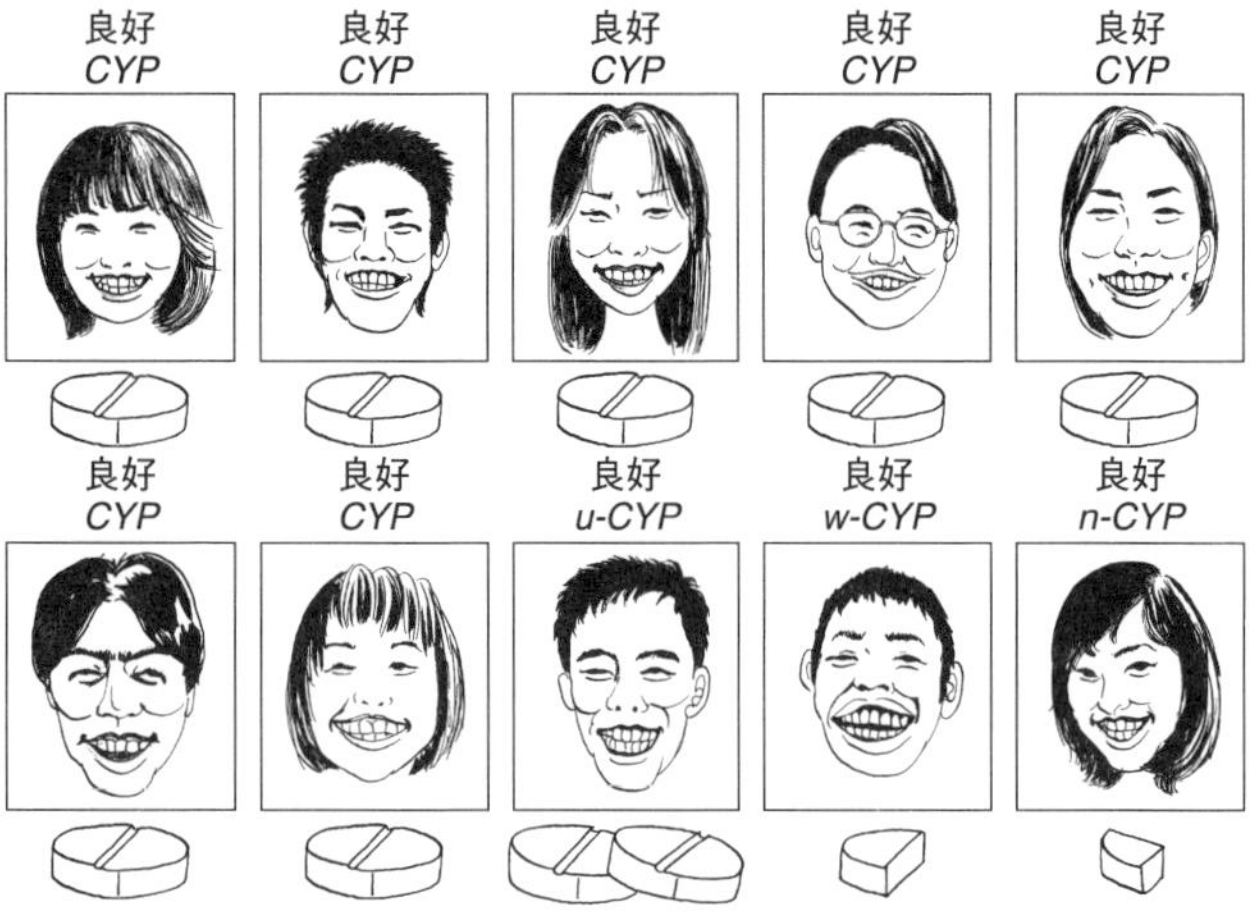

図 1-10　薬の作用の個人差をどう解決するか

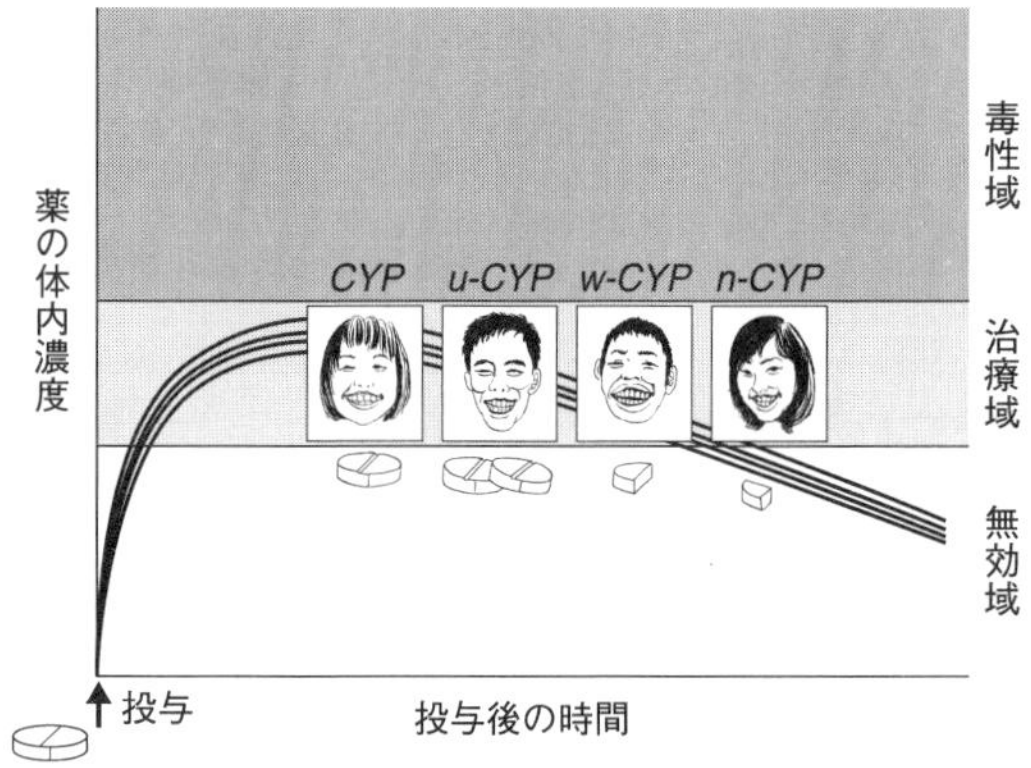

図 1-11　遺伝情報に基づいて薬の投与量のさじ加減を決める

これで、薬物作用の個人差の一因がわかりました。では、この問題を解決するためにはどうしたらよいのでしょうか？　できることは投与量の調節です（図1-10）。

解毒代謝力の高い人は普通の人より投与量をふやし（二錠）、解毒代謝力の弱い人には少量を投与してあげればよい（二分の一錠か四分の一錠）というわけです。場合によっては投与する時間の間隔を調節する必要があるかもしれません。

このように患者の体質（遺伝情報）に基づいて薬の投与量や投与間隔などを決めますと、すべての患者で、薬の体内レベルは同じように治療域に収まることになり、目的とする治療効果も全員が得られることになります（図1-11）。

これがいわゆるテーラーメードの薬物療法と呼ばれるものです。患者ごとに用法用量を調節することが可能となるのです。国内外の薬学・医学研究者はこのような手法を開発して、抗がん剤などの特定の薬による治療に臨床応用することを目指しています。

テーラーメードの薬物療法は遺伝子のみが対象ではない

みなさんは、今は引退されているザ・ピーナッツという歌手をご存じですか？　一九四一年生まれの一卵性双生児の二名で構成されているグループ歌手で、団塊世代のアイドルではなかったかと思います。しかし、いまの若い方たちはほとんど知らないでしょうから、今時のお笑い芸人のザ・たっちという、やはり一卵性双生児の二名のコンビも紹介することにしましょう。

ザ・ピーナッツの姉妹、ザ・たっちの兄弟は、一卵性双生児ですから遺伝子はまったく同じです。彼らの薬を解毒代謝分解する酵素の性質や量はまったく同じはずなので、薬の用法用量もまったく同じでよいのではないか、と考えがちです。しかし、必ずしもそうとはいえないのです。なぜだかわかりますか？

遺伝子という先天的な要素は同じであっても、先に述べたように、食生活の違い、生理的機能の違い、生活環境の違い、嗜好の違い、疾患の違いなどがそれぞれの生活の中で出てくるのです。一卵性双生児といっても大きくなったら別々の生活をするようになるでしょう。それぞれが結婚して相手の生活に合わせることもあるでしょう。となると、いろいろな要因が違ってくるということで、人生それぞれということになります。その結果、薬の解毒代謝分解能にも個人差が現れ、薬の適正な服用量も違ってきます。つまり、遺伝子情報だけでは薬の用法用量などを完全に決めることはできない、ということです。ですから、ときどき新聞などに「遺伝子診断でテーラーメードの薬物療法可能に！」といったような記事が散見されますが、遺伝子診断だけではテーラーメードの薬物療法は無理であるということがおわかりでしょう。

テーラーメードの薬物療法のためのシミュレータの将来像

しかし、科学の進歩はすごいもので、さまざまな変動要因（体質、食生活の違いなど）を一つ一つ考慮に入れて、体の中での薬の動きとはたらきを予測計算することにより、患者ごとに薬の用法用量

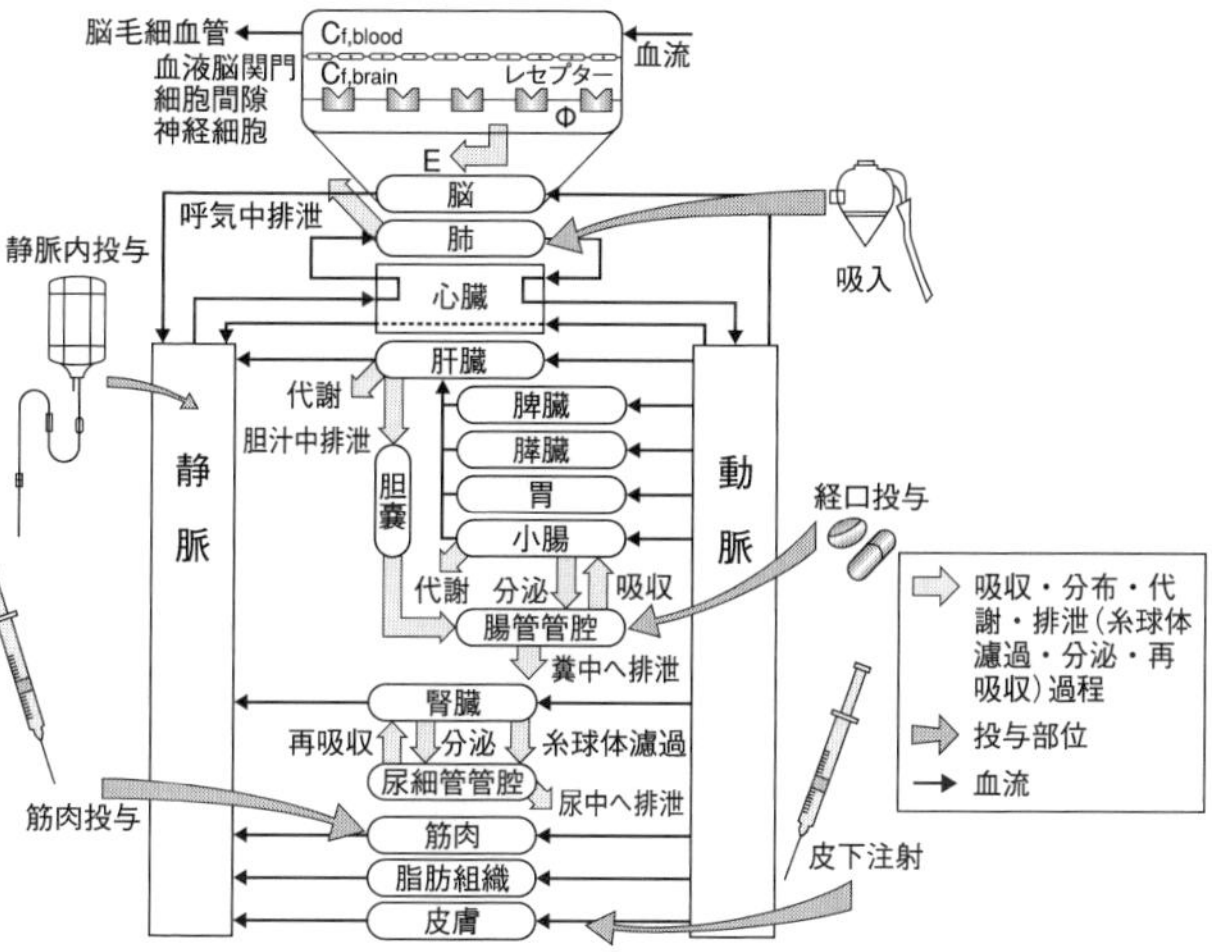

図 1-12　薬の体内動態・作用を記述するモデル

を決めることも、理論的には可能になってきているのです。

筆者は、体内での薬の動きとはたらきをあらわす複雑な数学的モデルをつくり、コンピュータ上の薬物治療シミュレータを作ることを考えています（図1-12）。

たとえば、私が二〇年後に病気になって薬が処方されるときに、

「あなたに最適な薬は○○○○であり、一回一錠を一日三回、毎食後にきちんと服用してください。副作用をできるだけ少なく、治療効果が十分に得られるように計算しましたので、ご安心ください」

と表示され、安心して治療を受けることができるようなシミュレータです。これこそ、みなさん方の期待にこたえる「テーラーメードの薬物療法としての用法用量設定」ということになります。

もっとすごい未来予想図は、医師や薬剤師の研修

用の「薬物治療ロボット」です。図1‐12のモデルがリアルなヒト型となって内蔵されたロボットを想像してください。この薬物治療ロボットは風体はヒトとほとんど違いません。たとえば、このロボットは腎臓の具合が悪く、さらに関節リウマチで、見るからに体調が悪く、表情も冴えない状態で、寝たきりとなっています。

ここで、「本患者には、医薬品Aと医薬品Bを注射で投与したいが、どのような用法用量がよいか？」という問題が学生に対して提出されたとしましょう。学生は、図1‐12のモデルに従って患者のいろいろな基本情報を考慮して計算を行い、答えを出します。果たしてこの答えが正しいのでしょうか？　それを調べるために、実際にロボットに両薬剤を注射してみることにします。もちろん、注射がうまくできるかどうかの訓練も兼ねていますので、実際の注射器を使用してロボットの皮下の血管に注入します。

注射終了後、しばらくして、ロボットの顔が青くなって、痙攣を起こして死亡してしまいました。実は、学生は用量の計算を間違えて一〇倍量を投与してしまったのです。学生は勉強をやり直し、ロボットをリセット後再計算して、適正な用法用量で投与し直したところ、しばらくするとロボットは清々しい表情となって元気に歩き始めました。

最後のロボットはあくまでも想像の世界です。でもこのようなロボットができれば、投薬ミスなどの医療ミスが減少するのではないかと夢を馳せるのです。

(4) ジェネリック医薬品と育薬

ジェネリック医薬品とは?

今話題の「ジェネリック医薬品」(後発医薬品ともいう)も、育薬により進化します。

まず、ジェネリック医薬品について説明しましょう。ジェネリック医薬品は、国民医療費の削減および患者の負担の軽減に貢献するものとして、先発医薬品より安価で供給される医薬品です。先発医薬品とは、新たに開発された医薬品であり、一定期間(二〇~二五年)は特許等で保護されるため、他の医薬品製造企業がこれを製造し販売することはできません。しかし特許期間の満了後は、他の医薬品製造企業は同じ成分や効果を持つ医薬品を、ジェネリック薬品として、より低価格で提供することができます。国民にとってメリットがあるということになります。

二〇〇六年四月から、ジェネリック医薬品の使用を促進するため、医師が処方せんに「後発医薬品へ変更可」と記載するだけで、患者の希望によりジェネリック医薬品が選択できるようになりました。しかし、ジェネリック医薬品については医師や薬剤師などの医療従事者の間では、賛否両論があり、議論の的になっています。

ジェネリック医薬品についてはテレビ・新聞などのマスコミなどで「先発医薬品と同じ成分、同じ効き目で低価格」とうたわれ、それを支持する医療従事者も多くいます。しかし、新制度開始に伴う混乱も手伝ってか、トラブルも決して少なくありません。医師からは「効き目が違う、副作用が出た、信用できない」、薬剤師からは「同じ成分でも剤型や添加剤が違うから同じではない、品質に問題がある」、患者からも「効き目が弱い、副作用が出た、使い難い、不安である、決して安くはない」などの苦情が出ています。もちろん、こうした意見の中には正しい評価に基づくものもありますが、イメージだけで判断された的はずれな批判、知識不足からの誤解も決して少なくないと考えます。

たしかに先発医薬品とジェネリック医薬品は、治療効果に直接関係する主成分は同じですが、製剤（剤型、形態・色、添加物など）としては異なっているのが一般的です。したがって、こうした問題は十分に起こり得ることではありますが、真に意味のある批判かどうか個々に見極める必要があるでしょう。

とはいえ、市販されているジェネリック医薬品は、国が定めた承認基準に適合したものです。したがって、現実に起こっているクレームは、明らかに不適正な使用（適応外使用も含む）によるものを除いて、ジェネリック医薬品の開発・承認段階では予測できなかったが、実際に多くの患者に適用されてはじめて明らかとなったものと考えられます。

もちろん、重大な問題が生じたり、また問題が頻発したりすれば、当初の国の承認基準もより厳しくすればいいわけであり、またそうしなければなりません。しかし現時点では、ジェネリック医薬品は最適と考える基準できちんと承認し、あとは市販後の調査とその結果に基づく改善、すなわち育薬によって問題点を解決するべきでしょう。あまりに厳しい基準を設定した場合（もちろん医薬品によっては当初から厳しいハードルを設けることが適当なものもありますが）、開発がスムーズに進まず、また開発コストがかさみ、ジェネリック医薬品の価格メリットが損なわれてしまう。これでは本末転倒といわざるを得ません。

ジェネリック医薬品の進化

それでは、ジェネリック医薬品の開発はどのような考え方で推進したらよいのでしょうか。ジェネリック医薬品の開発理念は、基本的には、先発医薬品のそれと同じであると考えます。先発医薬品は、相応の規格基準をクリアーしなければ承認を受けて販売できません。そのような先発医薬品であっても、すでに述べたように、最先端の技術、知識を駆使した開発の段階でも予測できなかった問題が、市販後にはじめて明らかになることは少なくありません。製薬企業、規制側からの「医薬品適正使用情報」が毎日のように提供されることからも明らかです。その場合、使用上の注意、使用法・適用法などが改定されたり、医薬品自体（製剤、包装など）が改良されることになります。すなわち、すでに解説しました「育薬」です。私は、ジェネリック医薬品を進化させるために、この育薬のプロセスは、ジェネリック医薬品にも適用されなければならないと考えています。

育薬のための国民と医療従事者の役割

ジェネリック医薬品使用に伴う国民、国にとっての医療費軽減の恩恵は大きいことはいうまでもありません。有効性と安全性を確保し、このジェネリック医薬品の特長を維持しつつ先発医薬品と同様に進化させるには、どうしたらいいのでしょうか？　とにもかくにも、製薬企業が、研究開発費を注入して努力すべきであるとの意見もあります。しかし、すでにここまでお読みいただいた方にはおわかりのことと思いますが、企業努力だけでは育薬は果たせません。それに、ジェネリック医薬品メーカーは一部の大手を除いて多くは中小の企業であり、研究スタッフ、設備、規模も決して十分なものではないでしょう。育薬の一環としての全国いっせいの市販後調査、情報のリアルタイム提供などはとても実施できないかもしれません。

このような中で、国民にとって得られる恩恵の大きいジェネリック医薬品の進化を達成させるためには、「国民」と「医療従事者」の果たす役割はきわめて大きいと考えます。

まず重要なポイントは、国民がジェネリック医薬品の「育薬」の意味を理解することです。市販後においてジェネリック医薬品に関する意見（治療効果、副作用、使い勝手などの使用性などで起こったトラブルなど）を積極的に医師や薬剤師などの医療従事者に提示することで、育薬に参画する必要があります。

一方で、製薬企業や医療従事者は、ジェネリック医薬品に関する問題点やそれに対する意見、提案などを積極的に国民、患者に啓発し、しっかりと情報収集し、それらを評価していかなくてはなりません。製薬企業が医療用医薬品に関して直接患者から情報を収集することはほとんどないと考えられますから、ここでは薬剤師などの医療従事者が重要な役割を担います。医療従事者は、ジェネリック医薬品に対する育薬の理念を国民以上によく理解していなければなりません。

医療従事者から、「ジェネリック医薬品は、すべてとはいわないが、中には粗悪なもののもあり、十分な情報もなければ、情報提供速度も十分なものではない！」という声を聞くことが少なくありません。この意見は、ある面では正しいかもしれませんが、決められた規格基準に製品が適合しているのであれば、一人前の製品として認めて扱わなければなりません。情報の収集、提供に関しても、先発医薬品企業と比較した場合、見劣りすることは致し方ないことであり、この点をあらためて強調しつづけることにどの程度の意味があるのでしょうか？　これらのことはもはやわかり切ったことであり、これからの問題は、それをどう解決するかでしょう。

情報の収集と提供を充実したものにするためには、医療従事者にこそ、ジェネリック医薬品を育てるというスタンスが必要ではないかと考えます。営利企業のために医療従事者がなぜ協力しなければならないのかとの意見もありますが、最終的には、品質も価格も秀でたジェネリック医薬品を国民、患者に提供したいという願いがあれば、自ずと行動は決まってくるのではないでしょうか。以上の点は、医療従事者が自ら理解し、納得して行動しなければ進まないことはいうまでもありません。

育薬のための製薬企業の役割

さて、ジェネリック医薬品の製薬企業はどのような立場をとればいいのでしょうか？　まず、医療従事者は、国民や患者から集めた情報を、自分ひとりで抱えこまずに何らかの形（たとえば薬剤師間情報交換・研修システム［40頁］など）で公開するとともに、製薬企業にも連絡する必要があります。

情報を受けとった製薬企業は、価格的なメリットを保ちつつ十分な研究・改良を行い、そのジェネリック医薬品をよりよい製品へと「進化」させる必要があります。営利企業という視点からも、先発医薬品や他のメーカーのジェネリック医薬品との競争に打ち勝つために、こうした進化が必要なのは当然です。一方で、医療現場から貴重な情報を受けとりながらも、それらの情報を活かせず、きちんとした対応が取れないようであれば、そのジェネリック医薬品は進化することはなく、市場から淘汰されることになります。

こうした流れは、医薬品に限ったことではなく、身の回りのありとあらゆる製品に当てはまることであり、当然といえば当然です。しかし、医薬品は、とくに公共的な側面が大きく、営利企業であっても、国民の安心安全を確保しつつ製品を進化させ、低価格化をはかることが使命であると思います。ジェネリック医薬品の育薬が成功すれば、先発医薬品よりも品質も価格も秀でたジェネリック医薬品が生まれるかもしれません。実際そのような医薬品も上市されてきています。これを実現し、国、医療現場そして国民の三者にメリットを提供していかなければなりません。

3　医薬品不適正使用と投薬ミスとその回避

(1)　不適正な使用でのトラブル

医療ミス、投薬ミスの実態は?

ここまでお話ししてきたような最先端の知識と技術を駆使した「テーラーメードの薬物療法」が吹き飛んでしまうような問題点があります。それは、「医療ミス、投薬ミス」です。これは、医師、薬剤師、看護師などの医療従事者が起こし、病院・診療所・クリニック、薬局など、どんな医療施設でも起こり得るたいへん困った問題です。

一九九九年一一月、全米科学アカデミー医学協会（ＩＯＭ）は、"To Err Is Human"と題する報告を出しました。回避可能な医療ミスにより、全米で年間に約四万四〇〇〇人から九万八〇〇〇人が死亡しており、これは乳がん、交通事故、エイズによる死者数を合わせた数を上回るということ、また、そのうち投薬ミスによる死者は七〇〇〇人以上にのぼるということです。さらに、二〇〇六年七月の同協会の報告によると、投薬ミスによる年間の被害者数は一五〇万人であり、その被害額は年間三五億ドルであったとのことです。日本ではこのような調査はほとんど行われていませんが、医薬品を適正使用することの重要性はおわかりいただけると思います。すでに少しふれたように、医薬品適正使用にあたって、医師や薬剤師がチェックすべき内容は多岐にわたります。まず、故意に不適正な用法・用量で治療が行われた結果、患者さんに有害事象が生じた事例を一つ、ご紹介しましょう。

不適正な用法用量から訴訟へ

生後四週のある新生児に、処方1のように抗ヒスタミン薬（くしゃみやかゆみ、アレルギー反応などを抑える）やジヒドロコデイン（咳止め）などを含む三種類の薬が処方されました。パセトシンは抗生物質、レクリカシロップ（現在販売中止）は抗ヒスタミン薬、フスコデシロップは咳止め去痰薬です（処方せんの見方は付録1参照）。

しかし、この医師が作成した処方1は問題がありました。医師は本来の薬用量を知っていましたが、この新生児に対して本来の薬用量の三倍もの量を指示したのです。この処方せんを受け付けた薬局の薬剤師も、薬用量に対して医師に問い合わせもせずに、そのまま調剤して患者の母親に交付したということです。新生児は、その薬剤を服用後、チアノーゼ、呼吸困難などの副作用を起こして、長期に入院することになってしまった

〈処方 1〉

パセトシン細粒	3 g	（製剤量）	1日3回	4日分
レクリカシロップ	3 ml	（製剤量）	1日3回	4日分
フスコデシロップ	3 ml	（製剤量）	1日3回	4日分

のです。新生児の家族は、過量投与に対して非常に強い問題意識を持ち、訴訟を起こしました。この事例は、故意の過量投与ですから当然といえば当然ですが、判決として、医師と薬剤師の行為は、共同不法行為を構成することは明らかであると判断され、損害賠償請求が認められたのです。本事例は処方ミス、処方チェックミスというよりは、不法行為そのものです。

判決文の要約を読んでみますと、とくに被告側の医師、薬剤師の主張には興味深いものがあります。「とくに一歳未満の乳幼児については、ミルクに溶かして服用する方法を指示するけれども、体調が悪い乳児はミルクを全部飲まないことがあるので、故意に過量にした。さらに、今まで私ども医師、薬剤師は、そういうことでトラブルが起こったことを経験したことがない。したがって医師、薬剤師には過失がない」という主張です。

これがたいへんおかしな言い分であることは、すぐにわかると思います。まず、たとえば、一〇〇人のお母さんのうち九九人（これはもちろん仮の値です）は、子どもがむずかって泣いたら、どうしても飲ませられなくて、こぼしてしまう。すると、服用量は三分の一となってしまい、過量を処方しても、実際には適正量になってしまいます。本事例の医師、薬剤師は、これまでは運良くこのようなお母さんにばかり巡り合っていたのかも知れません。

でも残りの一人のお母さんのケースでは、その赤ちゃんは苦い薬も平気だったとか、赤ちゃんが泣こうが叫ぼうが処方された薬の全部を決められたとおり飲ませるお母さんかも知れません。このようなケースでは、確かに三倍量を服用させることになるのです。本事例の医師や薬剤師は、今回こういった赤ちゃんとお母さんに出会ったのではないかと推測できます。

さて、本来あるべき薬物治療の姿というのはどのようなものでしょう。まず医師は適正と考える処方を設計し、薬剤師はそれが真に適正であるかどうかをチェックします。次に、医師と薬剤師は、患者に、処方通りにきちんと服薬してもらうための方法を考案して、それを実行できるように丁寧に服薬指導します。このように適正な服薬指導が考案されなかったという点で、本事例は投薬ミスといえるかも知れません。したがって、先の訴訟で医師、薬剤師が敗訴したことは、当然のことかも知れません。

名前に起因する投薬ミス

さて、投薬ミスに話を戻しますが、ミスの原因としてはさまざまなものがあります。わかりやすい例として、それぞれの医薬品の持つ「名前」に起因する投薬ミスをいくつか紹介したいと思います。

【事例1】

二〇〇〇年、ある国立大学病院の医師が、アルサルミン（一般名 スクラルファート）という名前の胃腸薬を処方するつもりが、間違ってアルケラン（一般名 メルファラン）という名前の抗がん剤を処方してしまいました。患者さんは知らずにそれを長期に服用しつづけた結果、重い副作用

アルマール（高血圧治療薬）	⟷	アマリール（糖尿病治療薬）
アルケラン（抗がん剤）	⟷	アルサルミン（消化性潰瘍用剤）
ノルバスク（高血圧治療薬）	⟷	ノルバデックス（乳がん治療剤）
メチコバール（ビタミンB12製剤）	⟷	メルカゾール（抗甲状腺薬）
プロスタール（前立腺がん治療薬）	⟷	プレタール（抗凝血薬）
アスペノン（抗不整脈薬）	⟷	アスペイン（抗炎症薬）
アミサリン（抗不整脈薬）	⟷	アリナミン（ビタミンB1製剤）
アロテック（喘息治療薬）	⟷	アレロック（アレルギー治療薬）
アテレック（高血圧治療薬）	⟷	アレロック（アレルギー治療薬）
カソデックス（前立腺がん治療薬）	⟷	カデックス（ヨウ素製剤）
クラビット（キノロン系抗菌薬）	⟷	クラリシッド（マクロライド系抗生物質）
グリミクロン（糖尿病治療薬）	⟷	グリチロン（肝疾患治療薬）
サイトテック（胃粘膜防御因子強化薬）	⟷	ザイロリック（高尿酸血症治療薬）
ジルテック（アレルギー治療薬）	⟷	リルテック（筋萎縮性側索硬化症治療薬）
セクトラール（高血圧治療薬）	⟷	セロクラール（脳循環代謝改善薬）
セスデン（抗アセチルコリン薬）	⟷	ゼスラン（アレルギー治療薬）
セクトラール（高血圧治療薬）	⟷	セレクトール（高血圧治療薬）
プロパコール（抗凝血薬）	⟷	プロヘパール（肝疾患治療薬）
パセトシン（ペニシリン系抗生物質）	⟷	パントシン（パントテン酸製剤）
ロメット（アレルギー治療薬）	⟷	ロラメット（睡眠薬）

図 1-13　**商品名が類似する薬剤の組み合わせ例**　実際に処方ミス，調剤ミスが起こった例．

のために入院しなければならなくなりました。アルケランとアルサルミンという名前は確かに似ています。

【事例2】

二〇〇一年にある調剤薬局で起こった投薬ミスです。薬剤師が、アルマール（一般名 塩酸アロチノロール）という名前の高血圧治療薬を調剤しなければいけないところを、アマリール（一般名 グリメピリド）という名前の経口糖尿病薬を調剤棚から取り、患者さんに交付し、実際に患者さんは服用してしまいました。患者さんは低血糖症から昏睡状態となって最終的には亡くなってしまいました。アマリールとアルマールという名前は確かに大変似ています。このときは、医師の書いた処方せんには問題がありませんでした。

これらの投薬ミスは、患者さんにとっては不運、不幸としかいいようがありません。実はこのように薬の名前が似ていたために起こる投薬ミス（処方ミス、調剤ミス）は決して珍しいことではないのです。セクトラールとセレクトール、ノルバスクとノルバデックスとか、似た名前は枚挙に暇がありません（図1-13）。

読者のみなさんは、とにかく、よくもこんな類似した名前を付けたものだなと思われるでしょう。どうしてこうなってしまったのかといいますと、これまでは、製薬企業は、薬に自由勝手気ままに名前を付けていたからです（現在は、自社あるいは他社からすでに発売されている医薬品に類似している名前はないかどうか積極的にチェックしています）。覚えやすく、親しみやすい名前、もしかしたら、売り上げがあがりそうな名前が考えられたのでしょう。薬名は、大概はカタカナで三〜七文字程度ですから、似ている名前が出てくるのは仕方なかったのかも知れません。

(2) 制御安全と本質安全

制御安全で投薬ミス回避

医療従事者は毎日緊張しながら仕事をこなしています。たとえば、医師は、薬名を間違って処方してはいないか、薬剤師は、医師が間違って処方してはいないか、自分は間違って調剤してはいないか、など、日々、目を皿のようにして、ミスを犯さないようにしているのです。場合によっては医療の職人技でミスを決して犯さない、そこまでの域に達している医療従事者もいます。

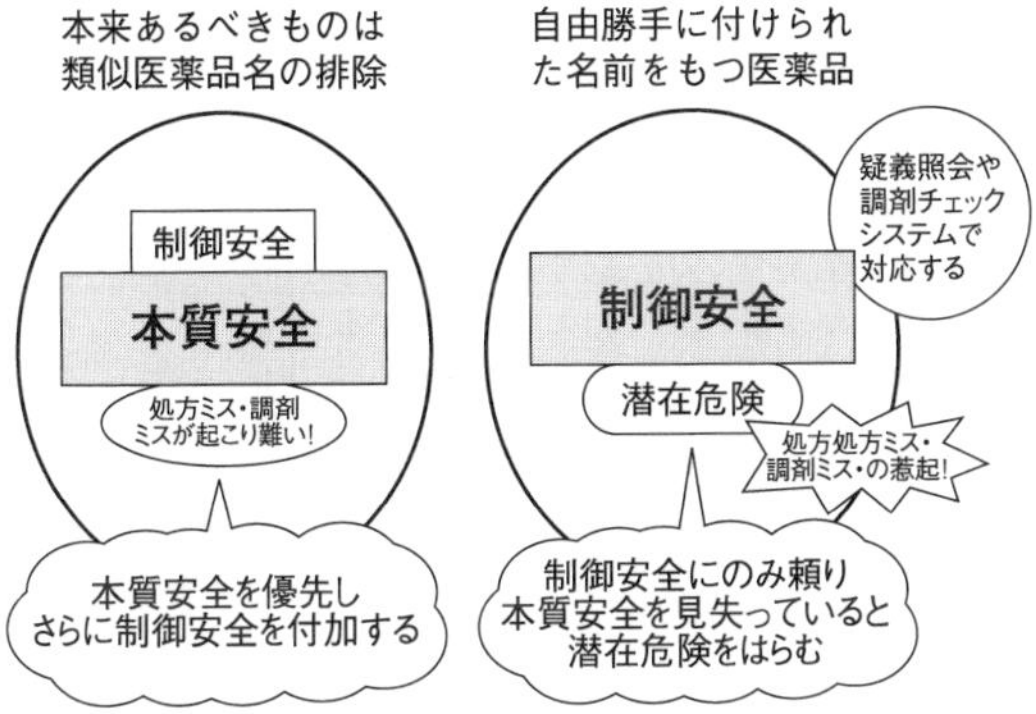

図 1-14　本質安全と制御安全（畑村，2006 より改変）

もちろん職人技だけではなく、さまざまな工夫もされていま す。たとえば薬剤師による調剤であれば、医薬品が保管されている調剤棚に貼り付けたバーコードと医薬品名が記載された処方せん上のバーコードを読み取り、その照合結果から、処方せんどおりの薬が調剤されたかどうかをチェックするというやり方もあります。このように、日々の業務の中で投薬ミスを減らそうという不断の努力は、「制御安全」と呼ばれます（図1-14）。

和歌の本歌取りと本質安全の関係は？

しかし本来、このような日々の作業における個人やシステムの努力に頼るのではなく、最初から似ている薬名はつけないようにして、似た名前の薬が医療現場に出てこないようにする、というのがあるべき姿でしょう。こうした考え方は、「本質安全」と呼ばれます（図1-14）。トラブルは、根元から断ってしまうという考え方です。以下にそれに関するわれわれの研究例を紹介しましょう。

前述の例であれば、本質安全を実現するためには、製薬企業が新たに開発された医薬品の名前を決めるときに、候補にあがった名前がすでに存在する医薬品名と似ていないかをチェックすることが必要です。しかし既存の医薬品名は数千種類ありますので、これを手作業でチェックするのはきわめてたいへんですし、どの程度似ているか、を評価する方法もわかりません。医薬品の名前が二つ与えられたときに、両者がどの程度似ているかを客観的に数量化できれば、そして今ある医薬品すべてを対象に網羅的に評価できれば、似た名前をつけてしまうことを事前に回避できるようになります。

このような検索システムはいくつか提案されていましたが、筆者はこれまでにない考え方を取り入れて、「医薬品名類似名称検索システム」を完成させました。ここでは、システムの開発にいたった経緯を説明しましょう。

そのためにはまず、九州大学大学院情報システム科学研究院の竹田正幸教授が長年取り組んでこられた「類似和歌を探せ」という研究を紹介する必要があります（図1-15）。

実は、「医薬品名類似名称検索」と「類似和歌を探せ」には、深い関係があるのです。ことは、筆者が九州大学大学院薬学研究院に在職していた頃に遡ります。当時の九州大学の学内広報に竹田教授のご研究が紹介されていました。私は、その研究が類似医薬品名の検索に活用できるのではないかと直感したのです。まったく違う分野の先生でしたが、すぐに共同研究の申し込みをしました。

竹田教授の研究テーマの一つは、「類似和歌を探せ—デジタル国文学の新展開」です。国文学の世界では、よく知られた古い和歌をもとにして新たに和歌を作る方法を「本歌取り」というそうです。

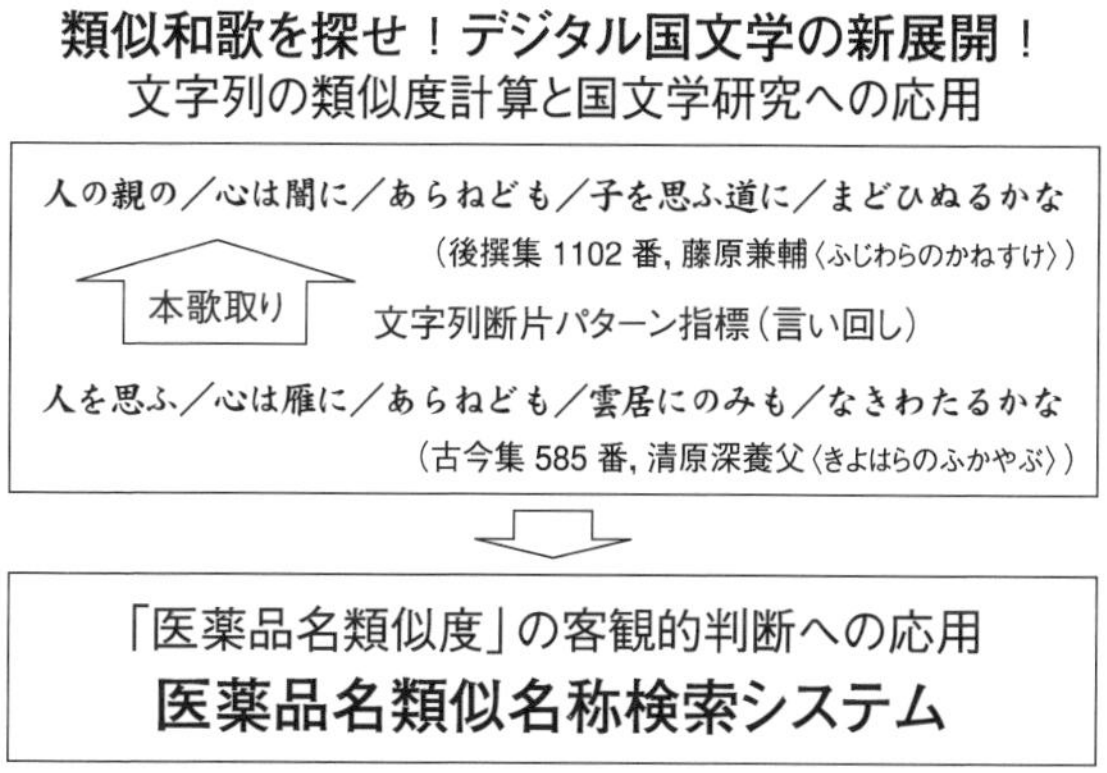
類似和歌を探せ！デジタル国文学の新展開！
文字列の類似度計算と国文学研究への応用
人の親の／心は闇に／あらねども／子を思ふ道に／まどひぬるかな
（後撰集 1102 番，藤原兼輔〈ふじわらのかねすけ〉）
本歌取り
文字列断片パターン指標（言い回し）
人を思ふ／心は雁に／あらねども／雲居にのみも／なきわたるかな
（古今集 585 番，清原深養父〈きよはらのふかやぶ〉）
「医薬品名類似度」の客観的判断への応用
医薬品名類似名称検索システム

図 1-15　「類似和歌を探せ―デジタル国文学の新展開」から「医薬品名類似名称検索システム」への応用（竹田，2002；大谷ほか，2006 より）

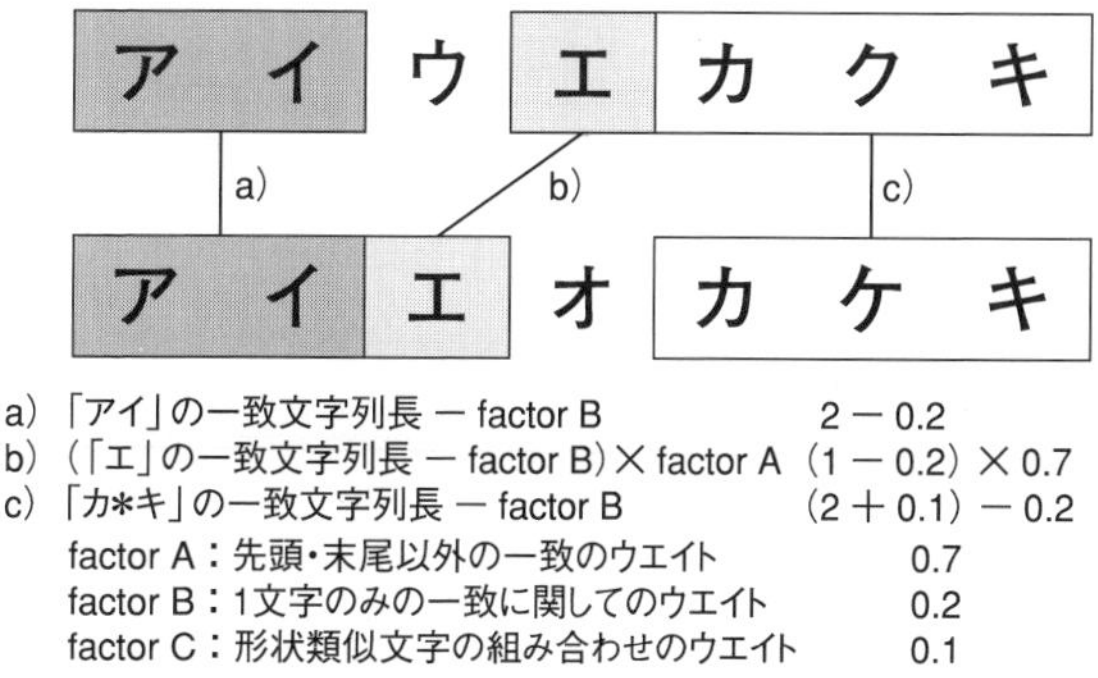
アイウエカクキ
a)
b)
c)
アイエオカケキ
a）「アイ」の一致文字列長 － factor B　2 － 0.2
b）（「エ」の一致文字列長 － factor B）× factor A　（1 － 0.2）× 0.7
c）「カ*キ」の一致文字列長 － factor B　（2 ＋ 0.1）－ 0.2
factor A：先頭・末尾以外の一致のウエイト　0.7
factor B：1文字のみの一致に関してのウエイト　0.2
factor C：形状類似文字の組み合わせのウエイト　0.1

図 1-16　医薬品名類似名称検索システムにおける医薬品名類似度の計算（大谷ほか，2006）

本歌取りに限らず、表現上「似た和歌」を探す作業は、和歌の研究には重要だということです。つまり、似た歌を探索することによって、一見気づきにくい作者の意図や和歌の眼目が鮮明に浮かび上がってくることとか、作者は誰か、元歌の作者と類似和歌の作者の関係、いつごろの歌かなど、さまざまなことがわかってくるそうです。
しかし、たとえば平安時代の『古今集』には一一一一首、『後撰集』には一四二五首の歌があるそうで、この二つの歌集間だけでも組み合わせは一一一一×一四二五＝約一六〇万通りになり、これを手作業で一つ一つをチェックしていくのはとても不可能です。そこで、竹田教授は、何とかこれを自動化できないかということで、情報科学の手法を用いて検索システムを構築されたのです。
たとえば、『後撰集』にある
「人を思う心は雁にあらねども雲ゐにのみもなき渡るかな」（清原深養父作）
と、『古今集』にある
「人の親の心は闇にあらねども子を思ふ道にまどひぬるかな」（藤原兼輔作）
とは本歌取りの関係にあることが、コンピュータを使用して世界で初めて竹田教授によって発見されたのです（図1-15）。先の歌は恋愛の歌で、後の歌は親子関係の歌です。このような発見は、単なるキーワードで検索しても絶対に見つからなかったそうで、「文字列断片パターン」を指標にする新たなシステムによって見事に発見できたということです。この研究によって、藤原兼輔と清原深養父の間には交友関係があり、清原深養父の歌の方が先に詠まれたようであることが推定されたそうです。
われわれは、これを類似医薬品名検索に活用することが可能ではないかと考え、共同開発研究が始まりました。
たとえば、「アイウエカクキ」と「アイエオカケク」という名前の医薬品があったときに、両者はどの程度類似しているかということに関して、文字列断片の類似性で判定するのです（図1-16）。そして、既存の文字列断片パターンに改良を加え、先頭・末尾が一致した場合は中間が一致した場合より重視する、二文字以上が一致した場合は一文字が二カ所一致した場合より重視する、「ク」と「ケ」、「ラ」と「テ」、「シ」と「ミ」、「ツ」と「シ」のように形状（視覚）類似文字の組み合わせにもポイントを与える、などのアルゴリズムを考えました。総合評価点として、薬名がまったく同じであるとするとほぼ一点となるように指標を定めました。

続いてわれわれは、実際に処方ミス、調剤ミス、またはそれらにつながりかねない事象が起こった多数の薬名の組み合わせ（例、図1-14）と、無作為に作成した多数の組み合わせについて、評価点を計算することによって、この評価点が〇・二八点以上ならば類似性が高く間違いやすい、それ以下なら類似性は低く間違いにくいと判断されることを見出しました。つまり、評価点が〇・二八以上ならばミスの危険性が高いということです。

このシステムによる評価方法は、二通りの活用があります。一つは、医療従事者はこれを使用して、名前が似ている医薬品を事前にリストアップし、データベース化して、ミスを犯さないように頭の中にたたき込むことができます。二つめは、先に述べたように、製薬企業が新医薬品の名前を決定するときに使用できます。すなわち、候補となった新医薬品名と既存の医薬品の薬名の類似性を網羅的に検索して、類似した名前がないことを確認して、それを新医薬品名として決定することができます。

後者の場合、このシステムによって、創薬の段階の発生源で薬名が似ていることによる処方ミス、調剤ミスを抑えることが可能となりますので、正に「本質安全」ということになります。

本質安全としてのバーコード・電子タグ

しかし、薬剤師が行う調剤、薬剤師や看護師が行う注射剤の調製に関しては、本質安全の実現に最も重要なのは類似薬名の発生源防止かというと、そうではありません。もっと上位の本質安全があります。それは、すべての医薬品にバーコードや電子タグなどのラベルを付加することです。

名前が似ていようが、似ていまいが、まったく関係ないわけです。最後の最後の薬の取りそろえのところでバーコードリーダーやユビキタスコミュニケーター（電子タグを読み取る機械）で医薬品をチェックし、処方と照合すればよいのです。医師の処方が間違っていなければ、薬剤師や看護師による調剤、調製に関しては、本質安全そのものです。

それをねらって、すべての医薬品のＰＴＰ（錠剤やカプセル剤などが入っていて、押し出せば取り出せるようになっているアルミのシート）にバーコードや電子タグが付帯した状態で市販されてくることになるかもしれません。最近、注射剤に関しては、バーコードが付加されはじめました。

われわれは「ＰＴＰをはじめとしてすべての医薬品に電子タグ、バーコードを付けることで安全を確保する」という基本的考え方をもっています。さらに、医薬品だけでなく、薬の処方歴、服薬歴、疾患名などの患者基本情報などが記録された「お薬手帳」、「健康保険証」、「健康手帳」、「処方せん」、「医療従事者情報」などの情報媒体も、電子タグなどの技術を活用して電子化されることを考えています。これらの情報媒体に電子化した情報をすべて搭載してしまうわけです。そして最後に、たとえば薬剤師が調剤し終わったすべての医薬品と、すべての情報媒体を、ユビキタスコミュニケーターの上にかざしたら、ここから機械の言葉でコメントが発せられるのです。たとえば、「○○薬剤師！処方に記載された薬Aとは違う薬Bが調剤されています。このまま患者さんが服用すると、場合によって死亡する可能性があります。調剤ミスです」という言葉が返ってくるシステムです。

同様に、患者や消費者が、服用している薬と食との飲み合わせをチェックしたければ、食品、健康食品などにも電子タグを貼り付ければいいのです。たとえば、「○○さん！病院から処方され服用している薬Aと本健康食品Bとの相性はきわめて悪いです。このまま両者を摂取すると、場合によって薬Aの効き目が悪くなる可能性があります。回避してください」という言葉が返ってくるシステムです。これらのシステムについては、現在、東京大学大学院情報学環の坂村健教授のグループとわれわれによる共同開発が進んでいます。

本質安全としての全自動調剤ロボット

これらの本質安全の工夫に加えて、さらに安全を確実なものとするためにはどうすればいいでしょうか？　たとえば、処方に従って、薬局内での薬の調剤を確実なものにするためには、先の医薬品にバーコードや電子タグを付加させる安全管理の他に、全自動調剤ロボットを開発して薬局内に配備すればよいことになります。

処方せんから処方内容がロボットによって読み取られると、それに対応した調剤をロボットが自動的に行ってしまうというものです。薬を取りそろえて、取り出し口からぽろっと落ちてくる、調剤の自動販売機（ベンダーマシン）のようなもので、実際、このようなロボットが開発されています。

たとえば、豊田市にあるグッド・ライフ・ファーマシー（トヨタ自動車と三菱商事が出資・設立）という薬局では、まず、病院発行の処方せんには二次元バーコードが印字されているので、処方せんはスキャナーで読みとることになり、入力作業は発生しません。読みとられた処方せんの情報は調剤室の調剤ロボットに伝送され、人手を使わずにロボットが調剤を行い、薬剤師のもとに薬袋に入った状態で出てきます。その間約三分です。その調剤ロボットは、錠剤やカプセル剤を取りそろえ、薬袋に封入する作業を自動で行います。（散剤、水剤、外用剤、注射剤の調剤など、ロボットでは処理できないものも残っていますが。）

将来、調剤行為が完璧にロボット化されたら、基本的には調剤行為に関係する投薬ミスはゼロとなるはずです。このようなロボットは、現在では数千万円から数億円と高価ですが、将来は数百万円程度と安価となり、薬剤師を雇用する人件費と同等以下になれば、薬局経営者は薬剤師の代わりにロボットを購入するでしょう。そうなれば、町の薬局でもロボットが調剤することになるでしょう。何しろ、調剤ミスがゼロですから。それでは、将来薬剤師の仕事がなくなるのでしょうか？　いえ、決してそういうことはありません。調剤行為が自動化されたあとに残された薬剤師の重要な役割については、次章でご説明しましょう。

4　患者と服薬ノンコンプライアンス——育薬で対処できない究極の課題

(1)　服薬ノンコンプライアンス

テーラーメードの薬物療法、投薬ミスの完全回避が実現したとしても

　さて、最先端の知識・技術を駆使してテーラーメードの薬物療法が完成して、医療の電子化、自動化によって投薬ミスが完全回避されれば、薬物治療上の問題はすべて解決される！と思われるかもしれません。しかし、それは、大間違いで、まだまだ、危険な要素が残されています。この、残された危険な要素、とは何でしょうか？

　それは、「服薬ノンコンプライアンス」です。日本語では「服薬不遵守」などと訳されますが、簡単にいえば、患者が決められた通りに薬を服用しないことを意味します。これは、最先端の薬学的技術、知識だけでは対応・解決できない大きな問題です。人の心の問題なのかもしれません。筆者にとっても、服薬ノンコンプライアンスの回避は最大の研究テーマの一つになっています。

服薬ノンコンプライアンスはなぜ起こるのでしょうか？　その原因はさまざまですが、たとえば患者の薬への知識・関心の不足、あるいは医療そのものや医療従事者への不信などによって起こる場合があります。場合によっては、処方ミス、調剤ミスなどの医療ミスがあるのではないかとの不安感、恐怖感、怒りなども、服薬ノンコンプライアンスの原因となるかもしれません。また、自分の体調を見ながら、薬によって調子がわるいと判断すると服薬拒否、治療効果が弱いと判断すると過量投与を故意に行うこともあります。さらに、本当にうっかりして飲み忘れること、飲み過ぎることもあるでしょう。

服薬ノンコンプライアンスは、患者にどのような結果をもたらすのでしょうか？　たとえば、薬を飲みすぎてしまった場合には有害事象が起こりますし、薬の服用を忘れてしまったり、故意に服薬をしなかった場合には、十分な治療効果が得られないことになります。一方で、患者が薬に関して誤解をしていると、他人に迷惑をかけたり、医療不信に陥ったりすることもあります。正に人生のトラブルそのものという感じなのです。

それでは、服薬ノンコンプライアンスにまつわるいくつかの事例を示しましょう。

「知らない」「知らされていない」ということは恐ろしいこと

【事例1】

実際に福岡で起こった事例です。患者さんのA子さん六九歳、B子さん六八歳で、彼女らは友達同士です。いつも、病院でも薬局でも一緒にいて大変に仲がいいのです。A子さんはボグリボース（商品名 ベイスン）という糖尿病の薬を、B子さんはベシル酸アムロジピン（商品名 ノルバスク）という高血圧の薬を医師から処方され服用していました。ボグリボースの副作用に「軟便」があります。A子さんはもともと便秘気味だったので、ボグリボースを飲みはじめてから便が軟らかくなり、かえって好都合と、この薬にたいへんに満足していました。糖尿病と便秘の両方が治療できるのですから、いうことありません。

そこでA子さんは、同じように便秘に悩んでいたB子さんに、このことを教えてあげました。そして、「あんた、この薬よかよ。これば飲みんしゃい！便秘が治るけん！」と、糖尿病でもないB子さんに勧めて飲ませていたのです。

これはたいへんに大きな問題です。糖尿病でもない人が糖尿病の薬を服用すると、最悪の場合、低血糖症発作を引き起こして、昏睡となり、寝たきりになってしまったり、死亡する可能性があるのです。A子さんがB子さんにあげた薬でB子さんがそのようなことになったら、A子さんは悔やんでも悔やみきれないでしょう（実際は、ここまで起こったわけではありません）。

われわれ薬の専門家から見ると、これはとんでもない行為です。薬を出した薬局の薬剤師は、事の顚末を知って、深く反省しました。「薬は人にはあげてはいけない、他人からもらってはいけない」、この基本原則を患者さんにきちんと理解していただけていなかったからです。誰もが当然知っていることだと思いこんでいたのです。そしてなおかつ、患者さん自身がまったく薬の特性について理解していなかったことにたいへんショックを受けました。その後、その薬剤師は、一見常識と思われるようなことでも、患者さんの理解度に応じて念には念を入れて説明するようになったということです。

【事例2】

ランソプラゾール（商品名 タケプロン）という胃潰瘍・十二指腸潰瘍の治療薬があります。以前は、比較的大きなカプセルで飲みにくかったのですが、最近、製薬企業は、改良して小さい飲みやすいカプセルに進化させました。患者さんにとっては、たいへん嬉しいことだったと思います。さぞ、服薬コンプライアンスも良好になったと想像されます。

しかし実際には、この「改良」によってかえって薬を飲まなくなった患者Cさん（七五歳の女性）が出てきたのです。このCさんにはタケプロン以外にもたくさんの医薬品が処方されていて、医師や薬剤師は飲み間違いが起こらないようにということで、長い期間にわたって「一包化調剤」という工夫をしていました。一包化調剤とは、患者さんが服用しやすいように、朝食後、昼食後、夕食後、就寝前に飲む分ごとに、薬をいったん包装から取り出したのちに小袋にまとめて包装するというサービスです。これにより、患者さんは決められたときにその小袋を開けて、中に入っている薬をすべて飲むだけでよいのです。大変に便利な工夫であり、一般的には、患者さんからの評判も良いようです。

では、Cさんになぜトラブルが起こったのでしょうか？　Cさんは、一包化された薬を毎回逐一観察して、薬を一個一個確認しながら服用するというとても慎重な方でした。しかし、あるとき、例のタケプロンのカプセルが小さくなっているのを発見したのです。Cさんは、今までと違う薬が入っていたことから医師が処方ミスをしたのではないか、あるいは薬剤師が調剤ミスをしたのではないかとたいへん不安になりました。その時点で、薬を服用するのを止めてしまいました。

このトラブルは、後にCさんが薬剤師にこのことを訴えて、はじめて明らかになりました。しかし、薬剤師にとっては、このトラブルは解せないことでした。というのは、薬剤師は、カプセルの大きさの変更をちゃんとCさんの「夫」に丁寧に説明してあったのです。「このカプセルは飲みやすくするために大きさは小さく変わったのですが、中味はまったく同じものですから安心してお飲みくださ

い」と説明したにもかかわらず、こうなってしまいました。どうしてこのようなトラブルが起こったのでしょうか？　なかなか難しい問題なのです。

重要なポイントは、Cさんの薬を薬局に取りに来るのはいつもCさんの夫だったということです。薬剤師は、夫に対してCさんの薬を一生懸命説明したけれども、妻であるCさんにはまったく伝わっていなかったのです。その原因は夫とCさんの夫婦仲が悪く、夫婦間には日々の生活の中でコミュニケーションがほとんどなかったということでした。したがって、夫にいくら説明しても妻に伝わらなかったのです。

医療従事者は、場合によっては患者さんの夫婦仲までも徹底的に知っていなければ、医薬品適正使用のための服薬ケアを完璧に行うことができないのです。これでは、薬剤師、医師は、「とにかく、一応、きちんと説明をしました」という自己満足だけで終わってしまうことになります。家庭の状況、夫婦仲までもどうなっているのかというところまで思いを巡らせなければ、薬物治療が完成したとはいえないわけです。このようなトラブルを事前に回避するために、代理人が薬局へ薬を取りにきたときには、基本的にはあとで患者さん自身へ直接確認の連絡をするとか、患者さんへの伝達メモ書きを薬袋に入れる、などのきめ細かい対応が必要なのです。この場合も最悪のケースを考えると、Cさんが医療不信から薬をまったく飲まなくなって、胃潰瘍が悪化し、長期入院にいたることだってあり得たかもしれません（実際にそこまでいたったわけではありません）。

【事例３】

ニトロダームＴＴＳ（一般名 ニトログリセリン貼布剤）という狭心症の治療に使う貼り薬があります。心臓が原因となる胸の痛みをとったり予防したりする薬です。貼り薬といっても貼った場所で効果を現すのではなく、全身に吸収されて心臓にいたって効果を現す、つまり全身作用が目的の薬です。患者のＤさん（七〇歳の女性）にこの薬が処方されました。ところがあるとき、Ｄさんが体中にそれを何枚も貼っているのが家族によって発見されたということです。家族はびっくりしてどう対処したらいいのか薬剤師に相談しました。

どうやらＤさんは、この薬を単に、貼った場所の痛みをとる湿布薬のようなものと思って、「筋肉痛、肩の痛み、肩こり」などに使っていたのです。つまり、「胸の痛み」は「筋肉の痛み」、「肩の痛み」と等価であり、「貼り薬」で「肩こり」も治る、などと考えたのでしょう。これはきわめて危ない行為です。実は、全国で調査したところ、似たような事例は過去に数例あり、決して珍しいものではないことがわかりました。最悪の場合、薬の副作用である動悸、急激な血圧降下などから失神を起こして入院となる可能性があります（本事例では実際にはそこまでいたっていません）。

これを知った医師や薬剤師などの医療従事者にとっては、たいへんショックなことでした。医療従事者は何をしなければいけないかというと、「皮膚透過性を活用したドラッグデリバリーシステム」、すなわち、貼り薬だけれども全身に吸収されて効果を現す、という薬剤のしくみを、きちんと患者さんに教えなければいけないということです。しかも、大学の講義で薬学生に教えるような内容ではだめであり、一般の方でも理解できるように工夫して説明しなければなりません。「この薬は、主に心臓に酸素を運ぶ血管を広げる、ニトログリセリンという成分を含んでいます。この薬を貼ると、その成分が皮膚から吸収されて、胸の痛みや圧迫感などの狭心症の発作を予防します。痛みを止める、といっても、筋肉痛、肩こりなどのときに、痛む場所に貼って使うトクホンやサロンパスのような薬ではありません。貼った場所の痛みをとるような効果はまったくありません。もし本剤を間違ってたくさん貼ってしまいますと、血圧が下がりすぎたり、失神してしまうこともあり、たいへん危険です。わからないこと、困ったことがあれば、必ず医師や薬剤師に聞いてください」といった具合です。もし、本人が理解できないようであれば、家族や介護者に説明することになります。

以上、今回、三つの事例をご紹介しましたが、このような患者の服薬ノンコンプライアンスにかかわる薬物治療上のトラブルは、医療現場に数多くあります（澤田康文「ヒヤリハット事例に学ぶ服薬指導のリスクマネジメント」、日経BP、二〇〇五を参照）。

(2) 患者と医師、薬剤師間の認識乖離

患者にトラブルが発生するメカニズム

さてどういう図式で患者にトラブルが発生するのでしょうか？

医師や薬剤師などの医療従事者が、服薬に関する説明と確認を十分にしていないと、患者に問題（トラブル）が発生しやすくなります。これは当然のことです。しかし、医療従事者としては「今日は患者さんのために本当に良い仕事をした」と思っていたとしても、問題が発生してしまうこともあります。先ほどのタケプロンの事例は、その典型例です。ほかにも、医療従事者の懇切丁寧な説明を、患者はまったく聞いていなかった、よくわかったと度々うなずいていたけれども実は何も理解していなかった、説明を受けたときは納得し、理解したけれども、自宅に帰ったらすべて忘れてしまったなど、ということもあるでしょう。こうなると、間違った使い方などによってトラブルが発生する可能性があります。医療従事者は、そのような実態を知ってはじめてたいへん驚いて、関係者の間で協議を行い、服薬説明や確認の方法や内容を修正したり、処方そのものを変更するなどといったいろいろな対策により、問題を解決します。

このような問題（トラブル）は、医療従事者に発覚する場合はまだ良いと考えなければなりません。実は、問題は発生した、もしくはしているのだけれども、患者はそのことを訴えずに黙っている場合が多いのです。本書を手にとってここまで読んでこられた方々は、薬にかなり関心がある方でしょう

から、薬に関するトラブルが起こったら絶対に黙っていないと思います。しかし、一般的に見て、薬に関心が高い方は決して多数派とは思えません。残念なことに、かなりの患者は、相当大きなトラブルでもない限り、何も訴えません。たとえば患者の副作用が、実際は、不適正な使用や投薬ミスによるものであったとしても、です。症状が軽ければ、薬によるトラブルや副作用だと気がつかない可能性もあります。もしそれとわかる副作用が起こっても、しばらくすると自然に治ってしまうことも多いでしょう。そうなると、患者は、副作用があったときはそのことを医療従事者に訴えようと思っていたとしても、治ってしまえばその気持ちは萎えてしまうのです。

一方で、副作用によって患者が死亡するとか、重篤な有害事象が起こったということになると、患者やその家族は、薬との因果関係を疑います。そこで不適正な使用や投薬ミスの疑いが濃厚ということになれば、最後は訴訟にまでなってしまいます。新聞にも出ることが多いので大変にインパクトはありますが、ただ、このようなケースはきわめて少ないと思います。

患者からの訴えがない理由

筆者は、この「患者からの訴えがない」という点に大きな問題があると思います。なぜ「患者からの訴えがない」のでしょうか？　それは、かなりの数の患者は、薬に関することについて医師、薬剤師まかせだからです。

私の両親もそうですが、治療方針についてはほとんど人まかせで、薬や医療そのものに対してもあまり関心がありませんし、また、よくわかっていません。さらに、怖いので薬について知りたくないとか、薬について知りたいときもあるけれども、医療従事者が忙しそうで聞けないという方も少なくないですし、中には医師や薬剤師は絶対に間違えないと思っている方もおられます。医師や薬剤師は大学で六年間も医学・薬学の研鑽を修めたのですから、おまかせして当たり前ではないか、と考えているのです（薬学部・薬系大学は平成一八年度から六年制となっています）。

それから、多少の副作用があっても、「薬とはこのようなものなのだ」とあきらめるような考え方もあります。このような方は、薬のことに関してかなり勉強されて認識されている方かもしれません。すなわち、「薬というものには必ず副作用がある、だから今回も起こったのだ。だから仕方のないことである」という考えです。

国民への薬教育は必須！

このような状況は、適切な医療を進めていくためには大きな問題です。国民のみなさんに、十分な薬の教育を行う必要があります。このようないい方をすると、上からの押しつけのようなイメージがあるかもしれませんが、筆者は絶対に必要な課題であると思っています。わかりやすくいいますと、「薬とは何か？」ということを学んでいただく必要があるのです。

このような薬の教育を行う機会は、現在の学校教育ではほとんどありません。しかし、薬については、小学生、中学生、高校生ぐらいで教育するのがいちばん効率的だと考えます。授業時間数が削減されている中で、薬の教育をカリキュラムに入れることは難しいかもしれませんが、何とかしなければなりません。学校によっては、薬の教育のための時間を少しでも確保している学校もあると聞いていますが、そのほとんどは、危険なドラッグ、脱法ドラッグなどの注意喚起に使われているのが現状です。もちろんこのような啓発活動がきわめて重要であることは否定しませんが、一方で、「医薬品とは何か」、「医薬品の創製とは何か」「医薬品の適正な使用とは何か」「医薬品を育てるとは何か」「なぜ育てる必要があるのか」「医薬品を創ったり、使用したり、育てたりすることに国民はどのようにかかわればいいのか」ということも、きちんと勉強していただく必要があります。

こうした教育によって、国民の医薬品への知識・認識・関心が広がれば、医薬品の創製、医薬品の適正使用、育薬が大きく進展するだけではなく、投薬ミス、服薬ミスなどの医療ミスもかなりの部分回避できるかもしれません。ただ、小・中学生や高校生はそのほとんどが患者予備軍であって、教育効果が出るのは数十年先のことです。一方で、今、薬が投与されている成人（特に高齢者）の患者に対しては、すぐにでも教育効果が得られなければなりません。すべての国民に対して効果があがるような工夫が必要なのです。両者への教育コンテンツ（教材）は自ずから違ったものになるでしょう。この国民を対象とした薬の教育を「薬育」といいますが、薬育については、第2部において詳細に述べたいと思います。

5　育薬を達成するための人々の連携

(1)　情報の作り手・出し手と受け手の認識

国民（医療消費者）、医療現場、製薬現場、行政の連携

さてわれわれは、医療の諸問題、とくにここまで述べてきたような薬物治療の諸問題を解決するために、社会的には何をすればよいのでしょうか？

それは薬物治療に関係するすべての人々が十分に連携することです。医療消費者たる国民を取り囲むように、「医療現場」、「製薬現場」、「行政」まで含めた連携を考える必要があります（図1-17）。この相互連携の必要性は、これまでもよくいわれてきたことですが、ここで一番重要なのは国民と医療現場の連携でしょう。この関係が濃密になれば、おのずとその他の関係も濃密となって、最終的には一体化するものと思います。この点について、詳細に説明していきましょう。

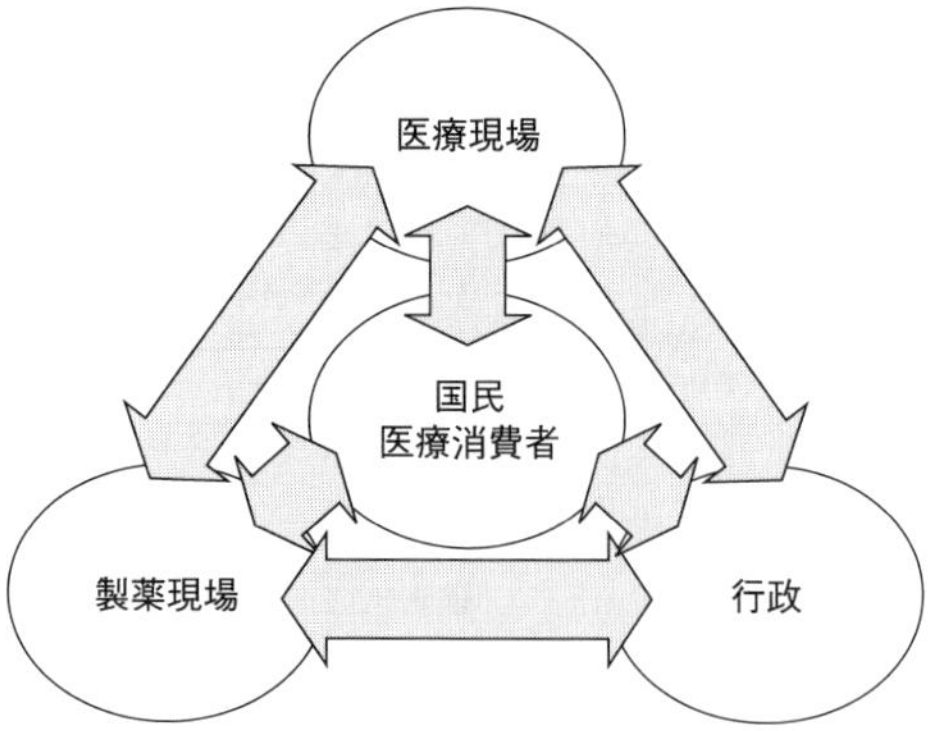

図 1-17　国民（医療消費者）と医療現場，製薬現場，行政の関係

医薬品情報の作り手・出し手と受け手は誰?

現在、医薬品についての情報のやりとりに関して、医療消費者である国民と、医師、薬剤師、看護師などの医療従事者の関係は、どのようなものでしょうか。医療従事者は情報の「作り手・出し手」で、国民が情報の「受け手」と考えられています。読者のみなさんも「薬の情報は医療従事者からもらうもの」と考えていませんか？　しかし逆に、国民側が情報の作り手・出し手であり、医療現場が受け手となる場合があることも忘れてはいけないのです。この考え方は耳新しいかもしれませんが、非常に大事な考え方です。

つまり、薬に関する国民の経験（副作用らしきことが起こっているようだ、十分な治療効果が得られない、薬の使用が上手にできないなどのさまざまなトラブル）をしっかり医療従事者に報告して、報告された医療従事者はそれをしっかりと受け止めて活用するシステムを作っていかなければならないのです。国民と医療従事者との間の密接な連携に基づく情報交換を、受け手として、さらに作り手・出し手としての双方の役割を十分に認識しながら推進していくことが重要なのです。

医療従事者が医薬品情報の作り手・出し手となったときには、国民ひとりひとりの情報リテラシー（情報の科学的な理解力と活用力をいいます）に合わせて医薬品情報を提供することで、適正な医薬品使用を図る必要があります。このとき、医薬品情報の受け手となる国民は、医療従事者に対してわからないことはきちんと質問して的確な回答を得て、納得した上で薬を使用する必要があります。

逆に、医療従事者が医薬品情報の受け手になったときには、薬に関する国民の訴えやトラブルをしっかりとらえるということが重要です。このためには、医系、薬系、看護系などの大学での十分な教育と、卒後の充実した研修が必須であることはいうまでもありません。このとき、情報の出し手となる国民は、自分自身の薬の使用状況やできごとなど、良いことであっても、悪いことであっても、気になることすべてを医療従事者に知らせるという姿勢がきわめて重要です。また、後で述べますが、これは患者自身のためであると同時に、他の人のためにもなります。

こうした双方向の情報交換を円滑に進めるためには、国民に対する薬の教育（第2部で述べる薬育）を充実させることが必須です。そうすれば、国民自らの手で医薬品を育てて磨き、進化させられるようになります。いいかえれば、人類共通の財産となる医薬品を育てる行動、すなわち育薬を国民自らが行えるようになるのです。薬の教育により、それだけの意識、自信が育まれるはずです。

患者、医療従事者、製薬企業が一堂に会して情報をつくる

まず、次の事例を読んでください。

フランドルテープS（一般名 硝酸イソソルビド徐放剤貼布剤）という狭心症を予防するために使用する貼り薬があります。75頁でご紹介したニトロダームTTSと同様、全身作用を目的としている貼り薬で、一日一枚ずつ貼り替えることになっています（処方1）。

患者さんは、胸痛はあるが心電図には異常がなく、また人工肛門を装着している一人暮らしの老人です。あるとき、この患者さんが薬局を訪れ、

「薬剤師さんのいった通りにテープをはじめ一枚胸に貼っていたけれど、使用説明チラシをよく見たら、胸部だけではなくて合計三カ所（胸部・上腹部・背部）に貼るように書いてあったのです。だから、次の日に胸のテープは剝がさずに、腹と背中にもそれぞれ追加して二枚貼ったのです。背中は自分で貼れないから他の人に貼ってもらったけど、これから毎日頼めないからどうしたらいいのかな…」

と相談しました。薬剤師はびっくりし、患者さんの使用間違いが発覚しました。幸いなことに、頭痛、血圧低下によるふらつきなどの副作用は起きていませんでした。最悪のシナリオの場合、血圧が急激に低下して、失神していたかもしれません。

前回はじめてこの薬を交付したときに、薬剤師は投薬窓口で、どこかに一枚貼るようにと説明はしましたが、この患者さんはきちんと理解できていませんでした。またこのとき、

〈処方1〉 70歳代の男性

マイスリー錠（10 mg）	1錠　1日1回　就寝前　7日分
フランドルテープS（40 mg）	1日1回1枚貼付　全14枚

説明用のチラシはただ渡しただけで、それを使って説明はしませんでした。このチラシには「胸部・上腹部・背部（斜線部）のいずれかに貼って下さい」と書かれていて、さらに貼付部を示したイラストが書かれていました（図1-18）。

しかし、高齢者には説明の字は小さく、目に入らなかったと思われます。一方、イラストには、同じ人物の三カ所の貼付部位すべてが網かけで示されていたことから、「胸部・上腹部・背部（斜線部）のいずれにも貼って下さい」と思いこんでしまった可能性が考えられます。他の貼布剤についても調べてみましたが、同様の記載内容のものが少なくありませんでした。

目の不自由な高齢者は、チラシを見たり、読んだりした際に、思いもよらない誤解をするおそれがあります。また、耳が遠くて薬剤師からの説明を聞き取れないこともあります。したがって、説明は

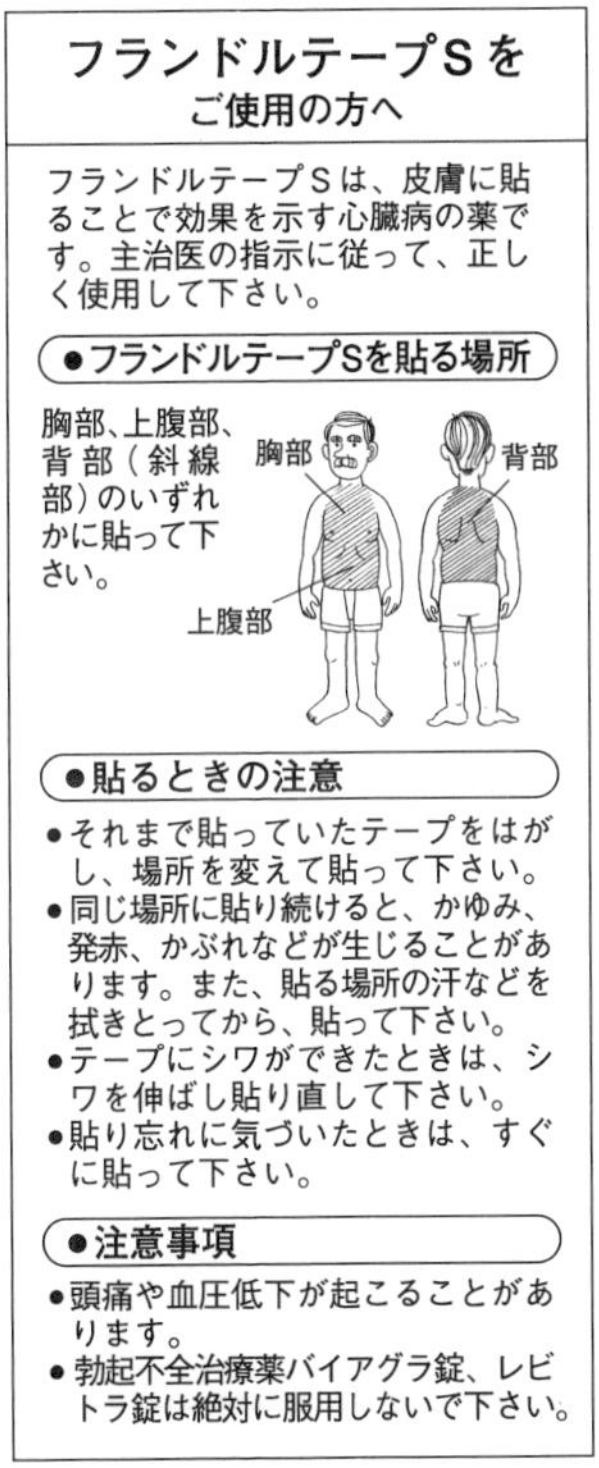
フランドルテープSを
ご使用の方へ

フランドルテープSは、皮膚に貼ることで効果を示す心臓病の薬です。主治医の指示に従って、正しく使用して下さい。

●フランドルテープSを貼る場所

胸部、上腹部、背部（斜線部）のいずれかに貼って下さい。

●貼るときの注意

- それまで貼っていたテープをはがし、場所を変えて貼って下さい。
- 同じ場所に貼り続けると、かゆみ、発赤、かぶれなどが生じることがあります。また、貼る場所の汗などを拭きとってから、貼って下さい。
- テープにシワができたときは、シワを伸ばし貼り直して下さい。
- 貼り忘れに気づいたときは、すぐに貼って下さい。

●注意事項

- 頭痛や血圧低下が起こることがあります。
- 勃起不全治療薬バイアグラ錠、レビトラ錠は絶対に服用しないで下さい。

図1-18　フランドルテープSの説明用チラシを一部改変

口頭だけ、チラシだけというのではなく、チラシを見せながら胸部・上腹部・背部のいずれかに一枚貼るようにマーカーを引くなどして懇切丁寧に説明する必要があります。

「この薬は、胸部・上腹部・背部のどこか一番かぶれにくいところ一カ所にのみ、毎日一枚だけ貼るようにしてください。前日のものは剝がして捨ててください。二枚以上貼ると危険ですので、二枚以上貼らないでください」

さらに、どのような説明をしたとしても患者の勘違い、思い違いは起こり得るので、必ず正しく理解できたかどうかを確認する必要があります。

しかし、よくよく考えてみると、このようなミスが起こらないようにするには、発生源、つまり使用説明のチラシ作りの段階で回避することがベストです。チラシそのものを工夫するということです。

ところで、このようなチラシは一般的にどのようにして作られたのでしょう。おそらく、多くの場合製薬企業の方たちが自分たちの考えで作られたのでしょう。また健康な、場合によっては若い方だけで作られたのかも知れません。作るときに、医療従事者や患者の意見を聞いたのでしょうか？もし聞いていないとしたら、情報提供が製薬企業から患者への一方向だったということになります。右で紹介したようなトラブルを考えた場合、これは問題ではないかと思います。

話はかわりますが、テレビの番組でも作り手と受け手（視聴者）の意識には乖離があって、また、国民の情報理解力の問題もあってうまく相互に理解された番組が作られていないとの意見もあるようです。番組を作るほうが良いものだと思って作っても、視聴者にとっては決して良いものではなかったという話もあるようです。この齟齬をどのように解消するかについては、メディア学の分野では研究がけっこう進んでいると聞いています。しかし、医薬品の情報に関しては、「医療消費者、生活者、患者にとってほんとうに有用な医薬品情報は何か」「どのような情報コンテンツがよいのか」「どう情報を伝えるのが最も彼らのためになるのか」というような研究はほとんどされていません。現時点では、医薬品情報は片方向で出しっぱなしかもしれません。今後、大学などでは、医薬品情報の作り手と受け手の乖離・齟齬を解消するための文化人間情報学的な研究もしっかりとやるべきであると思います。

患者はどういう行動をしやすいか、どのようなことを不安に思っているか、どのような点で誤解をしやすいか、などは、健常者にはなかなか理解できないかもしれません。モノと情報の作り手である製薬企業の方々や、情報の作り手でもある医師、薬剤師や看護師などの医療従事者が、それぞれ自分の立場のみから考えていたのでは、患者に有用な情報を作ることはできません。そればかりか、患者の誤解を招いて不適正使用が起こり、場合によっては有害作用が生じたり、治療に失敗する、など最悪の事態にいたる可能性もあります。上記の例でいえば、たかが貼り薬を多く貼ってしまった、というような軽微な問題ではないのです。不適正使用は患者の不利益に直結するのです。

では、患者にとってほんとうに有用な医薬品情報はどのように作ったらよいのでしょうか？　結論からいうと、患者、医療従事者や製薬企業の方々の連携によって優れた情報が作られるのです。これらすべての関係者が一堂に会して、簡単なワークショップのようなものを立ち上げて、みんなで議論

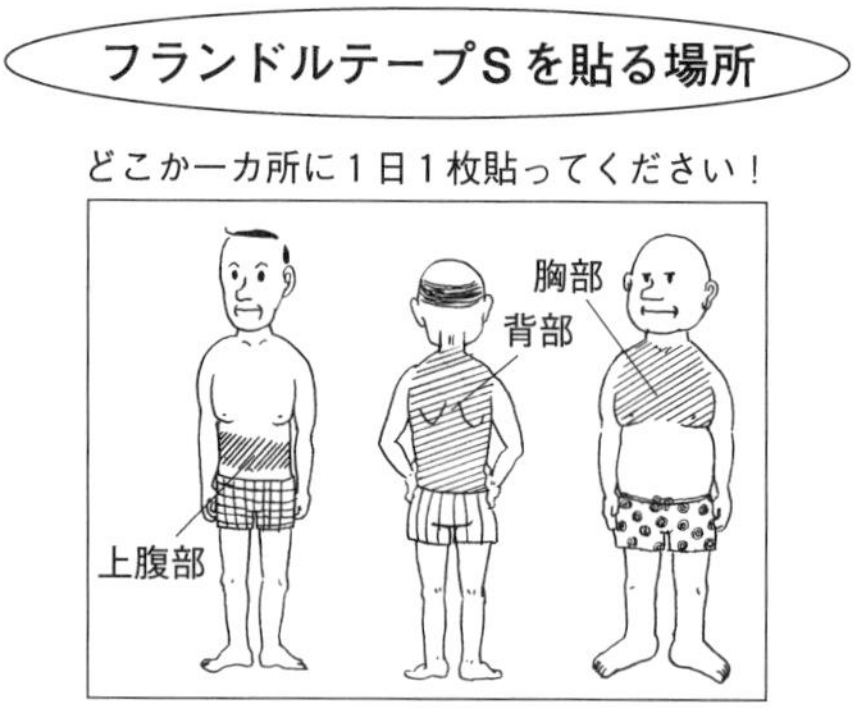

図1-19　フランドルテープＳを貼る場所に関するチラシの変更例

し合うことが問題を解決する一つのよい方法ではないかと、筆者は考えています。この中で、患者は積極的に疑問点や困難な点などをあげて、さらに積極的に議論に参加して、よりわかりやすく有用な情報へと磨き上げていくのです。

さて、このようなプロセスを経て、フランドルテープSの貼る場所に関するチラシを進化させた結果、図1-19のようになりました。三人の相違した人物にそれぞれ違った貼付部位を示した図にしました。しかし、これでも問題があるかもしれないので、実際に多くの医師、薬剤師、患者にこれを使用してもらって、その有用性を検証し、問題点があればさらに改良するというプロセスを繰り返す必要があるでしょう。

(2)　医薬品のボランティア

ボランティア精神と医療現場・製薬現場・行政への信頼

私は薬物治療に関して「ボランティア精神」の考え方をもっています。ここで私がいうボランティア精神とは何か、ご説明しましょう。

たとえば、私が今使っている薬は、これまで、創薬段階の臨床試験や市販後に、多くの国民（患者）へ投与され、その結果得られた貴重な情報（有効性と安全性、使用方法の適正性などの情報）が蓄積された製品なのです。現在使われている医薬品はすべて同じ背景を持っています。過去には、その薬を使用した結果、不幸にも予想もできなかったような新しい副作用に見舞われた方もいるでしょう。だからこそ、この薬にはこのような副作用がある、という情報が今ここにあるのです。

このような、ある薬と人々との関わりの歴史に思いを巡らせれば、「私が今、自分の病気を治すために手に取っているこの薬は、多くの方々の犠牲の上にできあがった汗と涙と血の結晶ではないだろうか？　降って湧いてでてきた薬ではない！」と私は思うのです。だからこそ、「今、私は新しい薬を創るため、さらに今ある薬をよりよい薬へと育てあげ、磨きに磨くために、自らその薬を使用して新たな情報を作り上げて、それらを進んで提供します」という気持ちが自然と湧いてきます。

一方で、「でも、申し訳ないけれど多くの動物にも協力してもらって、非臨床試験などで確認できる安全性はしっかり確認しておいてくださいね。もうこれ以上調べることがないというような状況にしておいてくださいね」ということも強調しておきたいという思いなのです。また、「提供した情報は、現在病んでいる私の同胞、仲間、そして将来病むであろう人々がその薬を有効で、安全に使えるように、役立てていただきたいのです」という願いもあります。このような「ボランティア精神」を私は持ちつづけたいと思っています。

さて、読者のみなさんは、この考えに対して、どのような意見を持たれますか？　こうしたボランティア精神を維持するためには、国民が、医療現場、製薬現場、行政を信頼できる状況になっていることが必要です。少しでも医療不信があると、すべての構図が崩れてしまうことになります。裏切り行為は絶対にあってはいけません。医療における信頼関係の確保がたいへん重要なポイントであることを、医療現場、製薬現場、行政は決して忘れてはいけません。

創薬ボランティア・育薬ボランティア

具体的に、創薬と育薬の場面でのボランティア活動について述べましょう。

新薬が世に出るためには、先に述べたように、実験動物による試験（非臨床試験）はもとより、ヒトでの臨床試験（治療試験、治験）が欠かせません。臨床試験は現在、医師による十分な説明を前提として、健康なヒトや特定の疾患（とくにその新薬開発のターゲットとなる疾患）を持った患者の同意と参加の自由意志に基づいて行われています。新薬には従来の薬に比べて有用性の点でメリットがなければなりません。したがって、臨床試験はその新薬候補の有効性と安全性を確認する上でどうしても必要なプロセスなのです。

この臨床試験は、海外と比較して日本ではうまく進んでいないといわれています。たとえば、臨床試験に協力してくださる人があまりいないという問題があげられます。この新薬開発に必須のプロセスを、海外での外国人を被験者とした試験に頼らなければならないという、国際的に見ても困った問題があるのです。日本人が使用する医薬品を開発するためには、本来日本人が協力するべきなのに、嫌なことは外国人にやらせているというのです。これは、日本における「臨床試験の空洞化」といわれています。

こうした日本での状況が生じる原因はいろいろと考えられますが、一つには、「臨床試験というのは、研究のために行う人体実験ではないのか？ 企業の利益のために行う人体実験ではないのか？」という国民が持つ一般的なイメージがあります。現在行われている臨床試験は、決して動物実験の手法をそのままヒトに適用したようないわゆる人体実験ではないのですが、国民には臨床試験に対してマイナスのイメージが定着しているように思われます。このようになったのは、過去に、薬害が多発したり、知らないところで臨床試験の被験者にされていたなどといった歴史があり、製薬企業、行政、医療現場に対する国民の不信感が根強いからでしょう。したがって、製薬企業、行政、医療現場としても、国民に対して積極的に臨床試験への参画をお願いする、という行動を起こしにくいのかもしれません。最近では臨床試験への参加を促すための啓発活動が、マスコミなどを通じて行われるようになってきました。とはいえ、日本における臨床試験を取り巻く環境は、いまだに決して十分なものとはいえないと考えます。

臨床試験への参加は、いわば医療を支えるボランティア活動、といえるのではないでしょうか？ 国際医療福祉大学大学院の中野重行先生は、大分大学医学部附属病院にご在職中に、新しい臨床試験のシステムをつくるときの基本的なポイントの一つとして、筆者宛ての私信のなかで、

「新しい薬の臨床試験のために人が参加することは、自分のためになることももちろんありうるが、基本的には、現在病んでいる自分の同胞と将来病むであろう仲間に対して、「できる人ができるときに、できることをしてあげる」という行為である」

と述べられました。これはまさに「創薬ボランティア」ということになります。

ボランティアと聞くと、阪神・淡路大震災、新潟県中越地震のときのことを思い出す方も多いでしょう。これらのボランティア活動は、外国に比べても遜色ない立派なものでありました。しかし、残念なことに、こと創薬に対するボランティア精神となると、大変に寂しいものがあります。創薬の持つ意味への国民の認識・理解が十分なものでないことを示しているのではないでしょうか？

また、「育薬ボランティア」という言葉もあります。これも中野先生が提唱されたものです。すでに述べましたように、育薬とは、市販された医薬品の真の実力を検定するために、またよりよい医薬品へと進化させるために、市販後に行う臨床試験などを意味します。その臨床試験を行う上では、参加してくださる患者のボランティア精神が欠かせません。これは創薬ボランティアと同様です。

一方、臨床試験への参加だけではなく「育薬ボランティア」の考え方は、日常の薬物治療においても非常に大切な考え方といえます。たとえば、患者が納得した上で、今までにない新しい薬物治療を行ったとしましょう。このときに得られる新たな情報は、医薬品の有効性や安全性の向上、使用法の改善などに反映されます。もちろんそれらは患者自身にとっても、治療を行う上でのメリットとなるものです。そして、同じ医薬品を使用する世界各国の人々にも、また患者の子孫にとっても、メリットがあります。現在はまだ有効な治療法のない疾患であったとしても、得られた情報によって、新しい治療薬が開発されるきっかけとなることもあります。

繰り返しになりますが、今、患者が使用している医薬品は、過去の多くの患者たちがその薬を使って得られた情報に支えられているのです。このことを考えれば育薬ボランティアの精神は、今、恩恵を受けている自分と同じように、他の人々や子孫にも恩恵を与えようという精神であることがわかります。

(3) 危機管理文化の確立とその成果

薬物治療の危機管理文化の糧とトラブルの予測

薬物治療を成功させるためには、最終的に、「薬物治療に関する危機管理文化」を確立しなければならないと思います。これは、筆者の現在の研究テーマの一つでもあります。

その第一歩は、医療現場などで起こった薬がらみのさまざまなトラブル（これにはアクシデントとインシデントが含まれます）に関するライブラリーをつくることです。すなわち、薬物療法を展開していく中で新たに見出された投薬トラブルや服薬トラブルと、それらの分析結果を整理して収載したライブラリーです。実際にはわれわれは、トラブルだけではなくヒヤリハットの種をも集めてライブラリーに収載したいと考えています。ヒヤリハットとは、インシデントともいわれ、「ひやりとした」

「はっとした」を略した言葉であり、医療現場において、ミスを犯す一歩手前で食い止めて、正に冷や汗をかいたときによく使用されている言葉です。

具体的にインシデント（ヒヤリハット）とは、

・過ちが起こる前に回避された場合（患者に薬剤を交付せず）、

・過ちが発生したが患者さんに影響がなかった場合（患者に誤った薬剤を交付したが、患者は使用せず、あるいは、使用したが、健康被害がない）、

などを指します。また、アクシデント（医療ミスや投薬ミス）とは、

・過ちが発生して、患者さんに一時的に影響が発生した場合（患者に誤った薬剤を使用して、実際に健康被害があって、外来通院による観察、検査、治療または入院治療が必要である）、

・過ちが発生して、患者に後遺症が起こった場合（患者に誤った薬剤を使用して、実際に後遺症を伴う健康被害がある）、

・後遺症があり、最終的に死亡した場合（患者は誤った薬剤を使用し、死亡してしまった）

などに分けられます。

産業災害解析の専門家であるハインリッヒ氏によると、

「傷害を伴った災害を調べると、傷害は伴わないが類似した災害が多数発見されることがよくある。潜在的有傷災害の頻度に関するデータから、同じ人間の起こした同じ種類の三三〇件の災害のうち、三〇〇件は無傷で、二九件は軽い傷害を伴い、一件は報告を要する重い傷害を伴っていることが判明

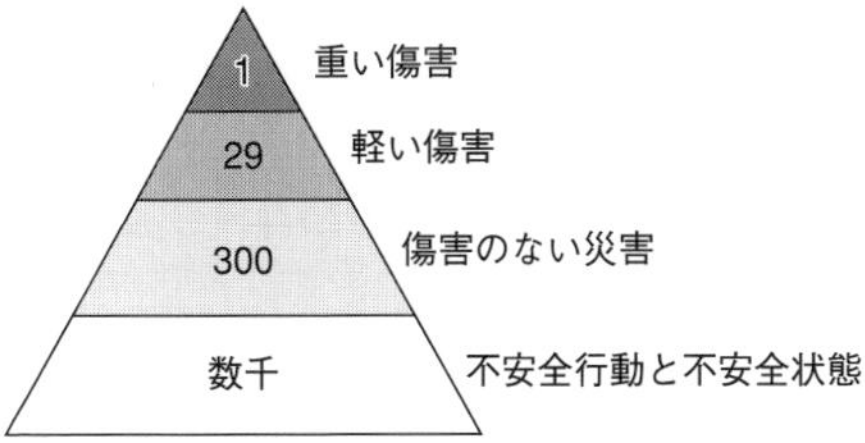

図1-20　ハインリッヒの法則

した。このことは五〇〇〇件以上について調べた研究により追認されている」

とのことです。さらに彼は「傷害を伴うにせよ伴わないにせよ、すべての災害の下には、おそらく数千に達すると思われるだけの不安全行動と不安全状態が存在する」とも述べています（H・W・ハインリッヒ他著、総合安全工学研究所訳「ハインリッヒ産業災害防止論」海文堂出版、一九八二）（図1-20）。

この概念は、医療ミス、投薬ミスにも当てはまるといわれている有名なハインリッヒの法則です。「ヒヤリハット（インシデント）やヒヤリハットの種」とは、ハインリッヒの法則でいうところの、それぞれ「三〇〇件の無傷災害と、数千に達すると思われるだけの不安全行動と不安全状態」を意味しています。

これまでは、医療現場でアクシデントが起こってからそれを分析して、いろいろな対処法を考えるのが通常でした。しかし筆者は、それらのトラブルだけではなく「ヒヤリハット（インシデント）やヒヤリハットの種」から構築したライブラリーを活用して、今後起こるかもしれないトラブルを予測しようという考え方を持っています。つまり、医療現場でのいろいろな事例、「ヒヤリハット（インシデント）やヒヤリハットの種」事例を全国各地から収集して、評価・分析を行って、事象を分類、整理、解析してライブラリーにします。そして個々の医薬品において、医療現場で生じるかもしれないトラブルを事前に予測して、未然に回避しようという考え方なのです。そのためのわれわれのシステム作りは徐々にではありますが、進展してきています。

優れた医薬品の提供による企業の発展と国民からの信頼

医薬品にかかわるすべての人々が連携することで、最終的には、国民にとって治療効果、副作用、使用性の面で優れており、医療従事者にとってトラブルを招き難い、より進化した医薬品を創製するための提案が可能となります。誰に提案するかというと、創薬現場である製薬企業に対してです。頑張って真に優れた医薬品を開発していただければ、企業としても発展しますし、同時に国民からの信頼も確保できます。筆者としては、企業が、より良い新薬を途切れることなく開発してくれて、しかも進化した薬を永続的に使用できる、ということを願うのです。

第2部　薬を学《まな》ぶ——薬育

薬育とは、

「国民一人一人が、自分自身と同胞の疾病治療、健康推進のために、日頃から薬について考える習慣を持ち、薬への理解と薬を育てる精神を深めるとともに、薬に関するさまざまな知識と判断力を身に付けるための知識の普及や啓発のための活動」

です。

しかし、いまのところ、国民は薬についてきちんと学んでいないし、学ぶ機会も与えられていません。このままでは、薬物治療に関するトラブルは増えるばかりで、薬の進化や、優れた薬の創製も達成されないでしょう。いま、薬育システムの構築と優れた薬育コンテンツ（教材など）の創製が焦眉の急といえます。

6　これまでの薬育とこれからの薬育

(1)　混沌としている薬育

これまでの薬育と国の施策

ここで新しい言葉を覚えていただきたいと思います。それは、「薬育」です。薬育という言葉の定義はとくに定まったものはありませんが、概ね、前頁に記されたとおりです。

近年では、医薬品販売の規制が緩和された結果、消費者は、医薬品を自分の判断と自己責任で選び、使用することが求められるようになっています。さらに、二〇〇六年の薬事法の改正に伴い、ＯＴＣ医薬品（Over-the-counter 医薬品）がリスクに応じて三段階に分類され、消費者に対してリスクの程度に応じたメリハリのある情報提供と、その実効性の向上が図られることとなりました。これは、ＯＴＣ医薬品による健康被害を見過ごすことはできず、それを防ぐためには、薬剤師等の専門家による情報提供が不可欠と考えられたためです。逆に、比較的リスクの低い医薬品にまで一律に情報提供義務を課すことは必ずしも適切とはいえません。一方で、薬剤師の教育年限が六年に延長され、薬剤師に求められる役割も変化してきたことから、ＯＴＣ医薬品の販売にふさわしい、薬剤師以外の専門家（登録販売者）を新たに規定し、その資質確保を図ることも併せて決定されました。これに伴い、ＯＴＣ医薬品を使用する消費者が、医薬品の特性等を十分に理解し、適正に使用することができるよう、知識の普及や啓発のための施策が必要となりました。

このため、ようやく、学校教育においても医薬品の適正使用に関する知識の普及や啓発に努めることの重要性が認識されるようになりました。以下に「薬事法の一部を改正する法律案に対する付帯決議」を示します。

新たなＯＴＣ医薬品の販売制度について、十分な周知を図ると共に、医薬品を使用する消費者が医薬品の特性等を十分に理解し、適正に使用することができるよう、知識の普及や啓発のための施策の充実を図ること。また、学校教育においても医薬品の適正使用に関する知識の普及や啓発に努めること。

平成一八年六月（傍線筆者）

これは薬育の一環といえるでしょう。これまで学校では、タバコやアルコール、危険なドラッグ、脱法ドラッグなどの害についての教育は行われてきましたが、医薬品に関する教育はほとんど行われてこなかったのです。では、小学生に対する今後の薬育のポイントを例示してみましょう。医薬品への正しい知識として、医薬品の役割や体の中での動き、効果（作用）について知り、医薬品の正しい飲み方を理解することなどがあります。また、人体には怪我や病気を自然に治す力があることを知り、医薬品の使用はそれをサポートすることだと認識する必要もあります。健康食品やサプリメントについても、その有効性や安全性を判断できるようなリテラシーを身につけられるよう、教育していく必要があります。

しかし、残念なことに、これら一般的な教育は、現状の超過密な教育カリキュラムの中に導入することは難しく、薬物乱用防止教育の一環として取り込むことからスタートしなければならない状況にあります。「医療用の医薬品」に関する体系的な教育を提供することは、さらに困難な状況にあるかもしれません。たとえば、高校生であれば、必修である世界史の授業を削ってでも大学受験のための授業を行った高校があったくらいですから、現時点では、カリキュラムに薬育が入り込む余地などほとんどないのです。

食育と薬育

これまで何度も強調してきたように育薬を進めるために最も重要なことは、「国民と医療従事者間の実りある情報交換」です。この国民と医療従事者の連携をうまく進めるためにも、国民に対する薬育が必要なのです。もちろん医療従事者の薬育に対する理解も必要となります。ここで薬育と育薬とは当然深い関係はありますが、まったく違う内容を意味していますので、混乱しないよう注意してください。

最近、「食育」という言葉をよく耳にします。食育とは、

「国民一人一人が、生涯を通じた健全な食生活の実現、食文化の継承、健康の確保等が図れるよう、自らの食について考える習慣や食に関する様々な知識と食を選択する判断力を楽しく身に付けるための学習等の取組み」（財団法人食生活情報サービスセンターのホームページより）

といわれています。ニュアンスは若干違いますが、薬育とは、それに類した言葉です。

たとえば、プラバスタチンという高コレステロール治療薬が患者に処方された場合、薬育をきちんと受けた患者であれば、次のような適切な行動をとることができます。


「私は、薬が新たに処方されたときは、医師や薬剤師からの説明だけではなく、必ず、信頼できる薬の情報サイト（医薬品医療機器情報提供ホームページなど）から、自分なりに使用上の注意、副作用などの情報を入手します。もちろん今回処方されたプラバスタチンについても調べました。

まず、当然のことですが、プラバスタチンの効能効果、正しい使用法などについてチェックします。さらに、おしっこが褐色あるいは黒くなったら重篤な副作用である横紋筋融解症の可能性があるので、必ず直ちに医師か薬剤師に報告します。

また、何かいつもと違う体調となったときも必ず報告します。もちろん自分のためですが、自分のためだけではなく、私が申告したその情報が将来の他の患者さんの治療に役に立つかもしれないから

です。

もし、わからないこと、困ったことがあれば医師や薬剤師にしっかり聞きます。たとえば、飲み忘れの防止方法と対処方法、自宅での薬の管理方法、薬の飲み合わせの問題などは直接、彼らに聞くつもりです。また、自分が知る限り、今のところ私が飲んでいる他の薬との飲み合わせの問題はないようですが、これから新しい情報が出てくるかもしれないので、ときどき彼らに聞いてみたいと思います」

こうなれば、薬の達人に近いかもしれません。

「食育」という言葉は、マスコミなどを通して国民に認知されつつありますが、病気になったときには誰もがお世話になる薬の教育、つまり「薬育」も重要です。国民への浸透の速度に違いがあるのは、毎日お世話になっている「食」と、将来お世話になるかもしれないけれども今のところ目の前の問題ではない「薬」との違いがあるのかもしれません。しかし、食、薬ともに不適切な行為は、体のトラブルを引き起こすことになることから同一レベルの重要性があることを認識すべきだと考えます。さらに、薬は異物・毒物であること、病人という弱者が使用することなどから、重要性は食以上かもしれません。

薬育が食育と同様に、小・中学校、高等学校において必要であることはすでに述べたとおりですが、その重要性を、国民のみなさんに納得していただくためには、薬育の内容や位置づけなどにいろいろな工夫を凝らさなければなりません。その具体的な方法については、第7章で述べることにします。

薬育は誰のために誰が行うか？

薬育は、普通、小学校、中学校、高等学校の児童、生徒が対象であるといわれています。しかし私は、大学生、患者、成人健常者などの一般市民も対象とすべきだと考えます。それぞれの立場や知識レベルに応じた教育内容を提供することは当然です。

また、誰が教育内容を決め、誰が教材を作り、誰が講師となるかも考えなければなりません。これまで、薬育のための教材を作成して提供したり、実際に薬育を行ってきたのは、医療従事者（薬剤師、医師、看護師など）、日本製薬工業協会（製薬企業が会員となった職業団体）、くすりの適正使用協議会（製薬企業が会員となった職業団体）、独立行政法人日本医薬品医療機器総合機構（厚生労働省の外郭団体）などです。

地域の医師、薬剤師は、それほど回数を頻繁に行っているわけではありませんが、地域住民へのセミナーとか、多くの市民を集めた一般講演会などで、医薬品の使い方、使用上の注意、効能効果、副作用など、医薬品の適正使用に関する説明を行っています。さらに、学校薬剤師が、何とか時間を確保して学校の児童、生徒に対して薬の授業などを行う場合もあります。また、製薬企業の業界団体や独立行政法人日本医薬品医療機器総合機構などは、医薬品の適正使用、育薬、創薬など知識に関しての教育コンテンツを提供し、ホームページなどからも見ることができます。

しかし、アカデミアである大学の教員が、教育の専門家であるにもかかわらず、積極的に教育コンテンツを作成し、実際に薬育活動を行っている例はほとんど見られません。アカデミアにいる筆者としては、薬学研究者としてこれまでにない教育コンテンツを用いて薬育を実施したいと考えています。具体的な内容については第8章で述べることにします。

7　学校と一般社会での薬育

(1)　学校教育における薬育の位置づけ

高校生の進路

ここで興味深いデータをお示ししましょう。それは、高校生の卒業後の進路です。現在、毎年約一〇〇万人の高校生が卒業していきますが、その中で大学薬学部・薬系大学には年間一万三〇〇〇人程度、大学医学部・医科大学には年間一万二〇〇〇人程度、歯学部には年間三〇〇〇人程度、看護学部には年間五〇〇〇人程度、看護学校（二年制と三年制）には二万八〇〇〇人程度、准看護学校には年間四〇〇〇人程度が入学しています（文部科学省、学校基本調査速報―平成一八年度、厚生労働省統計表データベースシステム、平成一八年度から）。これを合計すると、六万五〇〇〇人程度になります。すなわち、高校を卒業した若者の約二〇人に一人は医療に関係した分野に進むことになります。右にあげた以外にも、医療検査、リハビリテーション、介護、栄養、歯科衛生、針灸、保健など医療に関連した専門職を養成する学校は多数ありますし、医療系の学校に進学しなくても、将来事務職員などの形で医療機関に就職する人もいるでしょう。場合によっては数名に一名が医療現場で活躍する計算になります。

医療現場においては、薬も深く関わってくるのは当然です。将来、患者のケアをする医療人になるということは、医療全般やそれぞれの専門に関する知識が必要になってくることはいうまでもありませんが、薬に関する基本的知識も必要ではないかと考えます。

しかし、これまでも述べてきたように、高校での医療関係の授業時間は大変少なく、薬の教育など一切行われていない、という高校もまれではないでしょう。これはたいへんに心許ない状況であり、大きな問題だと思います。

今後は、このような厳しい状況をよく考えて、「医薬品適正使用」、「育薬」の精神をしっかりと育むために、小学生、中学生、高校生諸君に対して体系的な薬育を提供できるように工夫していかなければならないと考えています。そのために最も説得力のある方法は、薬育を「理科教育と人間教育の一環」と位置づけることです。

理科教育、人間教育としての薬育

薬学とは、理科系の学問であることは誰もが認めるところでしょう。少し造詣の深い方は、薬学は理科系の中でも、化学を中心に、生物学や物理学などが関係していることをご存じでしょう。これらは薬学を支える基礎科学の領域です。一方、医薬品という観点を中心に据えて薬学を考えた場合には、

「創薬」、「医薬品適正使用」と「育薬」が薬学そのものということができます。創薬、医薬品適正使用と育薬の内容については、すでに第1部で詳細に述べました。

このような「医薬品を創る、使う、育てる」ことが実践できる人材を養成するためには、科学（とりわけ化学）の基礎教育は当然のことですが、薬学独特の教育内容が必要です。「薬学教育モデル・コアカリキュラム」（日本薬学会、二〇〇二年八月）に記されている具体的な教育内容を、少しご紹介しましょう。

全学年を通して「ヒューマニズム」について学ぶものとして、①生と死、②医療の担い手としてのこころ構え、③信頼関係の確立を目指して、などの項目があります。なぜヒューマニズムについて学ぶかというと、薬学生は、生命に関わる職業人（医療人としての薬剤師、企業人として創薬、育薬に関わる研究者・技術者など）となることを自覚する必要があるからです。それにふさわしい行動・態度をとることができるようになるために、人との共感的態度を身につけ、信頼関係を醸成し、さらに生涯にわたってそれらを向上させる習慣を身につけるのです。さらに、生命の尊さを認識し、人の誕生から死までの間に起こりうるさまざまな問題を通して、医療における倫理の重要性を学ぶことになります。

また、「薬学専門教育」として、次のものがあげられています。

・物理系薬学を学ぶ

①物質の物理的性質、②化学物質の分析、③生体分子の姿・かたちをとらえる
・化学系薬学を学ぶ
④化学物質の性質と反応、⑤ターゲット分子の合成、⑥生体分子・医薬品を化学で理解する、⑦自然が生み出す薬物
・生物系薬学を学ぶ
⑧生命体の成り立ち、⑨生命をミクロに理解する、⑩生体防御
・健康と環境
⑪健康、⑫環境
・薬と疾患
⑬薬の効くプロセス、⑭薬物治療、⑮薬物治療に役立つ情報
・医薬品をつくる
⑯製剤化のサイエンス、⑰医薬品の開発と生産
・薬学と社会
⑱薬学と社会

この専門教育のカリキュラムの全体を眺めると、薬学は、まさに理科（化学、物理学、生物学）を基盤とした応用科学であることがわかります。さらに、先のヒューマニズムなどの学習と合わせて考

えてみると、薬学は「薬というモノ」と「人の心」の総合的な学習であるということになります。

そうなると、薬学の教育のコンテンツは、今大きな問題となっている生徒や学生の理科離れを解決するためにも、工夫のしようによっては、教材として有効に活用できる可能性があるのではないでしょうか。薬学には、創薬、育薬という明確な研究目標があります。その創薬、育薬は、理科研究（実験）が基盤になっているので、教育の内容も児童・生徒・学生にとってとても興味深いものでしょう。

たとえば、「薬剤の分子の構造が鏡像関係にあるだけでその臭いが違ってくる」「酵素を使うことによって低分子薬剤から高分子薬剤へ変身する」「単純な薬剤から生体に関連した大きく複雑な化合物へ変身する」「いろいろな脂肪酸類といろいろなアルコール類の反応から多様な臭いの薬剤が生まれる」（これらは九州大学薬学部で行われている早期教育プログラムの一部です）、「食物から調味料を作り出す」など、教育材料はいくらでも出てきます。

一番最後にあげたテーマについて具体的に紹介しましょう。料理や食卓で使う「味の素」などのうまみ調味料は、アミノ酸であるグルタミン酸ナトリウムを主成分としています。（グルタミン酸は、医薬品としてはアミノ酸輸液製剤にも含まれています。）うまみ調味料のグルタミン酸ナトリウムは、現在では、サトウキビを原料として製造されています。まずは、サトウキビに含まれる糖を微生物の力をかりて発酵させ、グルタミン酸を沈澱させます。それをさらにグルタミン酸ナトリウムの結晶にして取り出して、できあがりです。しかし、昔は、小麦を原料にして作られていました。小麦の中のグルテンというタンパク質にグルタミン酸が多く含まれているため、それをナトリウム塩にして抽出・精製するのです。
筆者は高校生のときに、クラブ活動として化学部に在籍していました。この小麦からの抽出・精製実験は比較的簡単で、学園祭での化学部のテーマとしてよくトライしたものです。結構評判もよく、小麦から味の素の結晶が作れることで感激したことを覚えています。現在、薬学で化学の研究をしているのもそのときの影響が強いのかも知れません。
このような興味深いテーマは山のようにあるでしょう。ただし、「薬の正しい使い方」などについては、生徒・学生はあまり興味を示さないと考えられます。なぜなら、多くの生徒・学生は若くて健康で病気・疾病からは無縁であるし、また知的好奇心に訴えないからです。たとえば、次のような説明を受けても、興味がわかないでしょう。

「薬によって飲む時間がきまっています。食前（しょくぜん）とは、食事の二〇〜三〇分前に飲みます。食間（しょっかん）とは、食事と食事の間のことで、前の食事から二〜三時間あとに飲みます。食後（しょくご）とは、食事のあと三〇分以内に飲みます」

しかし、次のような問題を投げかければ、大変に興味を持つのではないでしょうか。
①薬によって、飲む時間が、食前、食間、食後と決められているのはなぜでしょうか？

②薬を飲む時間を守らなければどうなってしまうのでしょうか？
③患者さんはなぜ食前、食間、食後を間違えて飲むことがあるのでしょうか？

薬学は、これらの問題を科学的に明らかにしたり説明したりすることができるのです。先の薬学教育モデル・コアカリキュラム中からこれらのテーマを学ぶための項目を取り出して、高校生向けに編集すれば、薬育のプログラムができます。ここでは具体的なプログラムの内容は記載しませんが、たとえば、問題①に答えるためには、プログラムの中に「物理系薬学を学ぶ」「化学系薬学を学ぶ」「生物系薬学を学ぶ」、問題②に答えるためには、「薬と疾患」などを取り込んでいくことができます。さらに、薬学が面白いのは、問題③にも答えることができる点です。これには、先のカリキュラムの中の、「ヒューマニズム」について学ぶものとしての「医療の担い手としてのこころ構え」「信頼関係の確立を目指して」などが深く関係します。

(2) 一般市民に対する薬育

臨場感と科学

患者、一般市民に対する薬育の機会としては、たとえば市民講座などがありますが、そこで提供されている教育コンテンツのほとんどは、医薬品の使い方、使用上の注意、効能効果、副作用などに関するものです。具体的には、「薬の危ない飲み方・使い方」「薬の飲み合わせ」「賢い薬とのつき合い方」「薬の副作用をいかに防ぐか」「健康と薬」のような一般的な薬の話から、具体的な疾患や医薬品にターゲットを絞った「生活習慣病と薬」「糖尿病と薬」「高血圧と薬」「漢方薬の使い方」「ステロイド剤の注意ポイント」「身近な薬草」といった具合です。

しかし、このような薬のテーマでは、患者が対象ならば、ある程度興味を持ってもらえることもあるでしょうが、健康な成人にはあまり興味が持てないでしょうし、それ以前にこうした市民講座に参加することも少ないでしょう。また、たとえ患者が対象であっても、患者自身がそのとき使っている医薬品が話のなかに出てこなければ、今ひとつインパクトに欠けることになり、印象に残りにくいと思います。結果的に、市民講座は一般論的な内容に終始することが多く、「つまらない」の一言で終わってしまうかもしれません。

では、どのようなコンテンツが、患者はもとより一般市民にまでアピールすることができるのでしょうか？　それには二つのキーワードがあります。一つは「臨場感」で、もう一つは「科学」です。人は、臨場感を感じると、感動と驚きを得ることができます。また、科学的な現象にも人は驚きを感じ、場合によっては、その結果とプロセスから楽しい夢を描いたり、素晴らしい思いを巡らすことが可能になるのです。

科学のプロセスと結果は、臨場感そのものでもあります。市民講座では、薬によって死亡にいたるような危険なテーマなどを取り扱うこともあるでしょうから、一見、臨場感があるように思えますが、実際に個々の事例を具体的に語らなければインパクトはありません。場合によっては、無味乾燥な講義（講座）になってしまいます。また、市民講座では一見、科学を語っているように見えても、実は、そうではないことも多いのです。すなわち、結論だけをただ語っているケースが多々あるのです。科学において重要なのは、その結論が明らかになるプロセスであり、またそこが面白いのです。講師が、結論だけではなくその科学的プロセスを語ることができるためには、そのテーマに関して日々「研究」をしていることが必要不可欠であり、これを研究をしていない人が代弁してもインパクトがないのです。

ここで筆者が提案する、最も臨場感のある教育コンテンツは、実際に医療現場で生じたインシデント・アクシデントの事例です。そこでは、「何が起こったか」「どのような過程で起こったか」「どのような状態となったか」「どう対応したか」「なぜ起こったか」「二度と起こさないために今後どう対応するか」などが明確にされていなければなりません。

また、科学を語る教育コンテンツは、すでに述べた学校教育でのそれと基本的には同じです。もちろん、学生と一般市民（若年者、高齢者、病人、健常者など）では理解度、情報リテラシーも違うので、それらを十分に考慮した教育方法を展開し、コンテンツの難易度を調整するなどといった対応が必要になるでしょう。

臨場感、科学の具体的な教育コンテンツについては、第8章で詳しく述べたいと思います。

地域での薬育活動

地域での個々の住民に対する薬育はきわめて重要です。それを中心になって担うべきなのは、地域の薬局（保険薬局や病院・診療所の薬局）の薬剤師や医師ということになります。ここではとくに地域における薬剤師の薬育における役割について述べましょう。

たとえば、薬局での重要な仕事の一つにOTC医薬品（大衆薬）の販売があります。

医師が処方する薬（医療用医薬品）は、診断したときの患者の症状、年齢や体質、体の機能に合わせてその種類や量が決められています。素人目にはまったく同じ症状に見えても、その原因や患者のそのときの体の状態によって、以前と違う薬が処方されることもあります。また、薬にはいろいろな作用が存在するので、同じ薬が別の患者にまったく違った目的で使われることもあり、同じ薬だから同じ病気とは限りません。

一方、OTC医薬品は、自分の症状を自分で判断して選ぶ薬です。これをセルフメディケーションと呼びます。どんなときにも「すぐ病院へ」という考え方は、時間や医療費の無駄使いにもつながるために避けるべきでしょう。OTC医薬品は、症状を抑えるために一時的に利用されるものが多く、不特定多数の人が使用するものであることから、とくに安全性に配慮されています。たとえばOTC医薬品では、内容として含まれる成分（薬）の種類や量が規制されています。しかし重要なポイントは、副作用がまったくないというわけではないということです。ですから、OTC医薬品といえども、その販売は主として薬局・薬店に限られているわけで、その使用にあたっては薬剤師に相談する必要があります。とくに最近は、スイッチOTCといって、以前は医療用医薬品としてのみ用いられていた成分を含む医薬品が、町の薬局で購入できるようになってきました。このような医薬品はとくに、不適正に使用すれば十分な効果が得られないばかりか、副作用を引き起こすことになります。

しかし、このOTC医薬品の使用にあたっては、消費者は、以下のような、自分で決定できないこと、不安に思うこともたくさんあると思います。「医者にかかるか、それともOTC医薬品を買うか」「OTC医薬品と医療用医薬品の薬の飲み合わせはないか」「薬の重複投与とはなっていないか」「食べ物、飲み物、健康食品などと薬の飲み合わせはないか」「薬と相性が悪い別の病気はないか」「薬に対するアレルギーはないか」「妊娠中ではないか、妊娠の可能性はないか」「薬の使い方（飲み方、貼り方、塗り方、入れ方など）はどうしたらよいのか」「薬の自宅での保管、管理方法はどのようにしたらよいのか」といったことです。これらについては、薬剤師はもっと関与するべきです。確かに、「そんなこと薬剤師から聞かれたこともないし、こちらからも質問しない」というのが現状かもしれませんが、こうした疑問点に対して適切にアドバイスできる薬剤師が薬局にいて、十分なケアをしてくれることが、医薬品適正使用につながり、患者さんが安心して薬を使用できることになるのです。また育薬への道を開くことにもなります。

さて、患者の「おまかせ医療」精神とその問題点については、すでに述べました。自分の病気や自分が飲む薬に関心がない、知りたくない、すべて医師、薬剤師まかせであること、これが患者自身のための薬物治療を完成することを阻害する、つまり十分な治療効果を得られなかったり、投薬ミスにつながるというものでした。この問題は誰がどう解消するのでしょうか？

薬が関係しますから、薬剤師が関与することは当然です。ではどう関与すればいいのでしょう。この場合、街の薬局の薬剤師が果たす役割は大きいと思います。たとえば、平日の夕方や、休日の午後などに、薬局の待合室の一角などで薬についての患者の集まりを催すことを提案したいと思います。テーマとしては、「薬の飲み方教室」「糖尿病薬教室」「薬の保管の仕方」「目薬の使い方」「薬、今昔物語」「薬はどうやって世に出るか」「創薬って何？」「創薬ボランティアに参加しませんか」「この薬のこの副作用」「薬の飲み合わせ」「薬と食べ物」「母乳と薬」「妊娠と薬」「風邪薬の使い方」「健康食品って何？」「ドリンク剤とは何か」「ワクチンの副反応」「薬とドライブ」「お薬手帳って何？」「薬に関して医者に質問すること、薬剤師に質問すること」など、さまざまなテーマが考えられます。キリスト教でいえば日曜学校、仏教でいえば説法会のようなものです。

患者だけではなく、患者予備軍、健康な方も含めて集まってもらうのです。しかし、どれだけ集まってもらえるかは、薬剤師の腕の見せどころ、知恵の見せどころでしょう。こうなれば、まさに、町のホットステーションということになります。このような地道な取り組みが、患者自身の病気や薬に対しての意識の向上につながっていくことになると考えます。

8　薬育の実践のための教育コンテンツ

本章では、前章に述べた学校と一般社会での薬育のための教育コンテンツの具体例を解説します。臨場感のあるコンテンツの具体例としては、ミス（アクシデント）、ヒヤリハット（インシデント）事例の解析プロセスがあげられます。また、科学の教育コンテンツの具体例としては薬の体内動態の理解があげられます。

(1)　臨場感のある薬育コンテンツ

患者のトホホ物語

「トホホ」とは、なさけない気持ちになったときに発する語ですが、患者、医師や薬剤師においても薬に関連したことで経験することが少なくありません。「知らなかった、認識していなかった」ということで、彼らが後になさけない気持ちになった例をいくつか示しましょう。

老若男女、健常者、患者、すべての国民に薬への興味を持っていただくためには「臨場感」あるコンテンツが有効です。最も臨場感があるのは、本来あってはならないものですが、医療ミスです。医療ミスの中でも、薬が関係したものを投薬ミスといいます。すでに述べたように、投薬ミスには、医師の処方作成ミス、薬剤師による医師の処方ミスの見逃し、調剤ミス、看護師による注射薬の調合・投与ミス、医師・薬剤師・看護師による患者への服薬指導のミスなどに分類することができます。その中で、医療従事者と患者との接点である「服薬指導」の中でおこるトラブル事例が、患者にとって臨場感ある薬育の素材として最適ではないかと考えています。

筆者は、実際に医療現場でどのようなトラブル（アクシデント、インシデント）が起こっているのか調査してみました。服薬指導に関連したトラブルを分類してみると、医薬品の名称、薬価、製剤・成分薬剤・包装の特性、効能効果の説明・確認、用法用量、使用法、相互作用、疾患が関係した事項、疾病以外の体の状態が関係した事項、副作用などに分類されます（澤田康文「ヒヤリハット事例に学ぶ服薬指導のリスクマネジメント」、日経BP、二〇〇五）。

具体例は、第4章「患者と服薬ノンコンプライアンス」のところで紹介した、ベイスン、タケプロン、ニトロダームTTSの事例である程度ご理解いただいているかと思います。これらのような事例で、実際に患者さんに有害事象が発生したり、疾患の悪化をきたしたとしましょう。そうなると、患者さんが、「医師、薬剤師は、薬の説明書はくれたが、正しい使用法については何も説明してくれなかった！」と主張して医師や薬剤師を訴えることが将来起こるかもしれません。訴訟にいたらないま

〈処方 1〉 45 歳の女性

タケプロン OD 錠（15 mg） 1 錠 1 日 1 回 朝食後服用 14 日分

でも、服薬指導を適切に行わなかったために、患者に誤解や不安が生じて服薬ノンコンプライアンスを招いたり、服用法を誤って十分な効果が得られなかったり、副作用や有害事象を起こしたりした臨場感あふれる事例はたくさんあります。

以下に、製剤・成分薬剤・包装の特性が関係して起こったアクシデント、インシデント事例を二つ示しましょう。医療従事者としては、患者がまさかこのような些細なことで服薬ノンコンプライアンスにいたったとは想像すらしなかった貴重なトホホな事例なのです。

【事例 1】 錠剤の赤い斑点をカビと誤解したトホホな患者さん

患者さんは逆流性食道炎の診断によりその治療にこれまで通常のタケプロンカプセル（一般名 ランソプラゾール）を服用していましたが、今回はじめてタケプロンＯＤ錠を服用することになりました。ＯＤ錠とは口腔内崩壊錠と呼ばれるもので、これまでのカプセルと違って水なしでも飲める最先端の技術で開発された薬ですので、医師、薬剤師は、「これまでのカプセルに比べて飲むのに大変便利です」と説明しました。しかしこのとき、タケプロンＯＤ錠の特徴的な外観については、とくに説明しませんでした。

患者さんは自宅に帰ってアルミのシートに入ったタケプロンＯＤ錠を取り出して服用しようとしたところ、錠剤に「赤いツブツブ」があることを見つけました。薬が分解したか、あるいはカビが生えたものと思い、大変に不安になり、飲むのをやめました。患者さんは、いいかげんなものを渡されたと思い込み、薬剤師に怒りさえおぼえて、直ちに薬剤師へクレームの電話をしました。薬剤師は、そのツブツブは製剤の特性であることを懇切丁寧に説明しました。その結果、患者さんも納得し、その薬を飲むことになりました。

最悪のシナリオとしては、もし薬を飲まなかったら逆流性食道炎が悪化し、ひどい胸痛になやまされることになっていたかも知れません。(今回は、事前にトラブルが発覚し、事なきを得ました。)

タケプロンOD錠は、薬効成分を含み、腸で溶けるように加工された粒(赤橙色〜暗褐色の斑点に見える)の部分と、口の中で簡単に溶け出すように工夫された白色の外層粉末の部分(錠剤全体を形作る部分)の二つから構成されています。このため、白い錠剤に赤橙色〜暗褐色のツブツブが点在しているような外観をしています。薬剤師や医師は、この特徴を事前に説明していなかったために、患者さんはこの赤橙色〜暗褐色の斑点をカビと勘違いしてしまったというわけです。

薬の外観に斑点のような特徴がある場合、決して不純物が入っているわけではないことを患者あるいはその家族に、以下のように説明する必要があります。

「今回新たに処方されましたタケプロンOD錠にはみかけに特徴があります。ご覧のように錠剤の表面にオレンジ色のツブツブの斑点が見えます。これは、薬が分解しているとか、カビがはえているとかいうことではありません。このオレンジ色のツブツブが薬の成分です。周りの白い部分は、水なしでも飲めるように、口の中の唾液で溶けてしまい、残ったツブツブが胃腸から吸収されるように工夫されています。ですから、安心してお飲みください」

〈処方2〉 60歳の男性，心筋梗塞の既往歴

バファリン（81 mg錠）　1錠　1日1回　朝食後服用　14日分

【事例2】 血栓予防の医療用医薬品であるバファリンの代わりに成分のまったく違うＯＴＣ医薬品のバファリンを服用

出張先で医療用医薬品のバファリン81 mg錠（一般名 アスピリン・ダイアルミネート配合）を携帯し忘れたことに気づいた患者さんが、街の薬局でバファリンエルを購入して服用していたという事例です。

薬剤師は医療用医薬品を渡すとき、患者さんに対してバファリン81 mg錠は血栓ができるのを抑えるために服用することを説明し、毎朝忘れないように服用するようにと指導しました。二週間後、二回目の来局時の患者インタビューの中で、前述の事実が判明しました。薬剤師は驚いて、医療用医薬品とＯＴＣ医薬品のバファリンエルとは成分がまったく違う薬であることを指摘しましたが、患者さんはそのことに関してはまったく認識していませんでした。

最悪のシナリオの場合、薬の枯渇から不安定狭心症、心筋梗塞発作で死亡していた可能性もあります。

一般に患者、消費者は薬の商品名が同じであると、同じ主成分が含有されていると考えてしまうものです。医療用医薬品であるバファリン81㎎錠一錠中には、アスピリン（アセチルサリチル酸）81㎎が含まれていて、その効能効果は、狭心症や心筋梗塞などの疾患における血栓・塞栓形成の抑制となっています。一方、OTC医薬品としてのバファリンエルやバファリンプラスの主成分は、アセトアミノフェンなのです。なお一部のOTC医薬品にはアスピリンも含まれていますが、その一錠あるいは一カプセル中の含量は二五〇～三〇〇㎎と医療用バファリン81㎎錠とは違うので、注意が必要です。OTC医薬品に同じ商品名がある医療用医薬品が処方された場合、患者には薬局・薬店で市販されている一般用医薬品とは成分が異なることを説明し、代替薬とはならないことをきちんと説明しなければなりません。

「今回処方されているバファリン81㎎錠には、血栓ができるのを抑えるアスピリンという成分が入っています。バファリンと聞くと街の薬局で販売されているバファリンを思い出されるかもしれませんが、それには頭痛・生理痛などに用いられるアセトアミノフェンというまったく違う成分が含まれています。また、一部にアスピリンが含まれている商品もありますが、含まれている量がまったく異なります。旅行や出張などでバファリン81 mg錠を持参するのを忘れたときなどは、ＯＴＣ医薬品や自宅の置き薬箱にあるバファリンはその代わりにはなりませんので、絶対に使わないように注意してください」

注　ＯＴＣ医薬品については付録2をご覧ください。

医師・薬剤師のトホホ物語

【事例3】まさか車の運転をしないだろうと思われた患者さんに車の運転禁止の薬剤を処方し、調剤したトホホな医師、薬剤師

患者さんは過去に脳梗塞を起こしたことがあり、隣町の病院にリハビリテーションに通っていましたが、その日はその病院の歯科を受診しました。本人は歩くことが困難なため、手続きは付き添いの夫人が行っていました。ただし、夫人は運転ができないため、車の運転は免許を持っている患者さん本人がしていました。しかし、歯科医師はそのことを知らなかったので、処置後の化膿止めとしてテリスロマイシン（商品名　ケテック錠、感染症などの治療に使用される錠剤）を処方しました。テリスロマイシンを服用しているときは、車を運転してはいけません。

〈処方3〉70歳代の男性

ケテック錠（300 mg）　2錠　1日1回　夕食後服用　3日分

処方せんを夫人から受け取った薬剤師が、車まで出向いて車中の患者さんに服薬指導しようとしたときに、患者さん自身が運転席に座っていたことから、自分で運転していることがはじめてわかりました。薬剤師が、テリスロマイシンを服用している間は車の運転はできないことを伝えたところ、患者さんは「自宅からバス停まで遠いし、バスの乗り降りもできないので、移動の手段は車しかない」と困った様子でした。このような事情から、薬剤師が薬を変えてもらおうと歯科医師に連絡したところ、歯科医師は、てっきり夫人が運転するものと思い込んでいたと驚いた様子でした。

最悪のシナリオとしては、運転中に意識を失って、道路の側壁などに激突していたかもしれません。

これまでテリスロマイシンを服用中の患者の中から、意識消失や視覚障害などを起こした例が一〇件近く報告されました。このため、医療用医薬品添付文書（能書）の使用上の注意に、自動車の運転など危険を伴う機械の操作をさせてはいけないこと、などが明記されました。したがって、テリスロマイシンを処方する医師や、その処方せんを受け取った薬剤師は、患者に、自動車の運転などをするか否かを確認することとなっていますが、身体に障害がある、高齢であるなど、患者の様子から運転するはずがないと思い込み、そのような確認を怠ってしまう場合が少なくありません。しかし、過疎地などで公共交通機関が少なく、交通量も少ない地域では、障害がある高齢者自身が車を運転することも多いのです。現在では、身体障害者用に改造された車もあり、多少の障害があっても、運転は可能です。

この事例においても、処方した歯科医は、テリスロマイシンに意識消失の副作用があり、服用時には車の運転を控えるべきことは認識していましたが、都会から赴任してきたばかりだったため、手足に麻痺のある高齢者がまさか自ら車を運転するとは、想像すらしなかったと思われます。薬剤師もまったく同じ誤判断をしていました。

テリスロマイシンが処方されたときには、患者の外見にとらわれず、自動車の運転など危険を伴う機械を操作しているか否かをきちんと確認すべきです。身体に障害がある、高齢者であるなど患者の外見から、運転するはずがないと思い込んではいけません。また、患者本人と対面しながら服薬指導し、介護者が代理で薬を取りに来た場合でも、患者の基本情報をきちんと確認するよう心がけたいものです。

「今回処方されましたテリスロマイシンは、化膿止めなどに効果を発揮するお薬です。ただし、まれにではありますが、服用中に気が遠くなったり、目の前に霧がかかったような副作用が起こることがあります。患者さんは、車を運転されたり、お仕事で機械作業をされたりしていますか。そうですか、車は日常生活に欠かせず、病院へもご自身が運転して来ているのですね。わかりました。代わりのお薬があるかどうか、先生に相談してみますので、少々お待ちください」

〈処方 4〉22歳の女性

PL 顆粒（1 g/包） 4包 1日4回 毎食後・就寝前服用 4日分

筆者自身、一般市民、薬剤師あるいは医師を対象とした講演会などで「消化性潰瘍の薬」、「感染症治療の薬」の説明を行うときに、このようなリアルなヒヤリハット事例を取り混ぜてお話ししますが、そうすると大変に興味を持って聞いていただけます。

(2) 薬物体内動態学

薬の体の中での動きを科学する

医薬品の科学を語るときに、一般の方々にとって一番わかりやすく、また説明しやすいのは、薬の体の中での動きです。つまり、薬が体の中を旅するというイメージです。これは、薬学の中の一分野である「薬物体内動態学」（「薬物動態学」ともいいます）のテーマということになります。本項では薬物体内動態学の基礎についてご紹介しましょう。

【事例4】

患者さんは風邪をひいて、発熱、関節痛などがあるため、ＰＬ顆粒という風邪薬が処方されました。ＰＬ顆粒は、サリチルアミド、アセトアミノフェン、無水カフェイン、メチレンジサリチル酸プロメタジンが含有されている薬です。

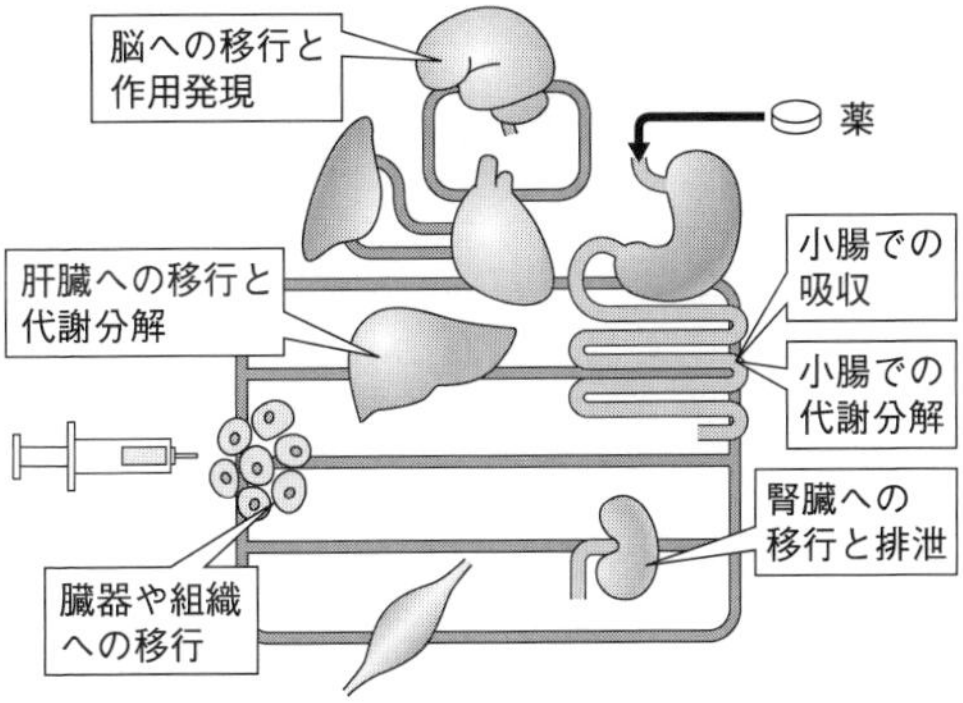

図 2-1　薬の体の中での動きの模式図

ＰＬ顆粒の成分であるサリチルアミドとアセトアミノフェンは、脳の視床下部にある体温調節中枢にはたらいて解熱効果を示すとともに、末梢において鎮痛効果を示します。またメチレンジサリチル酸プロメタジンは抗ヒスタミン作用（くしゃみ、鼻水、かゆみなどを抑える）とともに、サリチルアミドとアセトアミノフェンの鎮痛作用を増強します。カフェインは、中枢神経を興奮させることで神経機能を活発にし、不快感を除去するとともに鎮痛作用を増強します。

ここで、二つの問題を考えてみましょう。

①なぜ処方4のように一日に四回も飲まなければならないのか？

②今、風邪をひいているときに服用すれば、一カ月後に風邪をひいたときにはもう飲まなくてもよい、ということにはならないか？

この疑問に答えるにあたって、まずは薬の体の中での動きの基礎知識を持っていただきたいと思います。顆粒や錠剤を飲みますと、胃に入り、薬は溶け出してきます。しかし、胃では薬はほとんど吸収されません。吸収されるのは主に小腸です（図2-1）。

読者は薬の一分子（Aと名前をつけておきましょう）の上に乗っかって他の多くの薬の動きを眺めている状況を想像してみてください。ミクロの決死隊のようなイメージです。小腸の粘膜細胞に入ると、そこで一部の薬は、代謝分解されて壊され、作用のない別の物質に変えられてしまいます。幸い、あなたの乗っている分子Aはそのような目にはあいませんでした。Aを含めて分解の難を逃れた薬は、小腸の粘膜細胞から血液の中に入っていきます。最初に出会う臓器は肝臓で、ここでも一部の薬は代謝分解されてしまいます。ここでもAは無事でした。その後、薬は血流に乗って全身のいろいろな臓器・組織に流れていきます。その過程で、一部の薬は腎臓に流れ込み、尿とともに体外に排泄されてしまいます。Aは腎臓からも排泄されずにいます。このようにして、代謝分解や排泄を免れて体内に残った薬（Aを含めて）の一部が脳に入って、解熱鎮痛の作用を表すことになるのです。

しかし、一度は難を逃れて脳で効果を発揮した薬も、また体の中をぐるぐる巡って、いつかは代謝分解・排泄されて、最終的にはすべて体内からなくなってしまいます。Aも例外ではありません。もし、この代謝分解・排泄のプロセスがなければどうなるでしょうか。話が少しそれますが、薬の体の中での動きを評価する方法について説明しましょう。それには、血液中の薬の濃度を測るのが便利です。

ここで血液中の濃度を対象にする理由について少し述べておきましょう。理由には二つあります。一つは簡単な理由で、サンプルを採取しやすいからです。体の中から薬がどれだけのスピードでなくなっていくかを知る目的であれば、本来は皮膚の濃度でも筋肉の濃度でも肝臓の濃度でも、どれでもいいわけです。しかし、薬を飲んだ後、それらの臓器・組織の濃度を（ましてや時間を追って）測定することはまず不可能です。この点、血液ならいつでも必要なときに採取することが可能であり、また液体だから扱いやすいのです。

二つめの理由は、血液（血流）は臓器・組織に直結しているという点です。酸素、アミノ酸や糖などの栄養物質はすべて血液から由来して臓器・組織に取り込まれますが、薬も同じように血液を介して取り込まれ、また血液を介して組織から取り除かれます。したがって血液の中の薬の濃度を時間を追って測れば、その薬が体内から速やかになくなるのか、それともなかなかなくならないかがわかるのです。病気になったら採血して検査を行って、肝臓や腎臓の機能などを知るのと同じで、薬の血液中濃度を測定することは、薬の体内での動きを検査するために必須なのです。

さて、本論にもどります。薬を服用すると、小腸からの吸収で血液中濃度は徐々に上昇していきますが、代謝分解・排泄があれば、時間が経過すると、今度は低下してきて、いつかは血液の中からなくなってしまいます。しかし、代謝分解・排泄のプロセスがなければ、小腸から薬が吸収されて血液中濃度が上昇した後、いつまでたっても血液中濃度は低下することなく、一定値を推移することとなります（図2-2）。

さて、ここで先ほどの問題「①なぜ一日に四回も飲まなければならないのか？」に答えましょう。

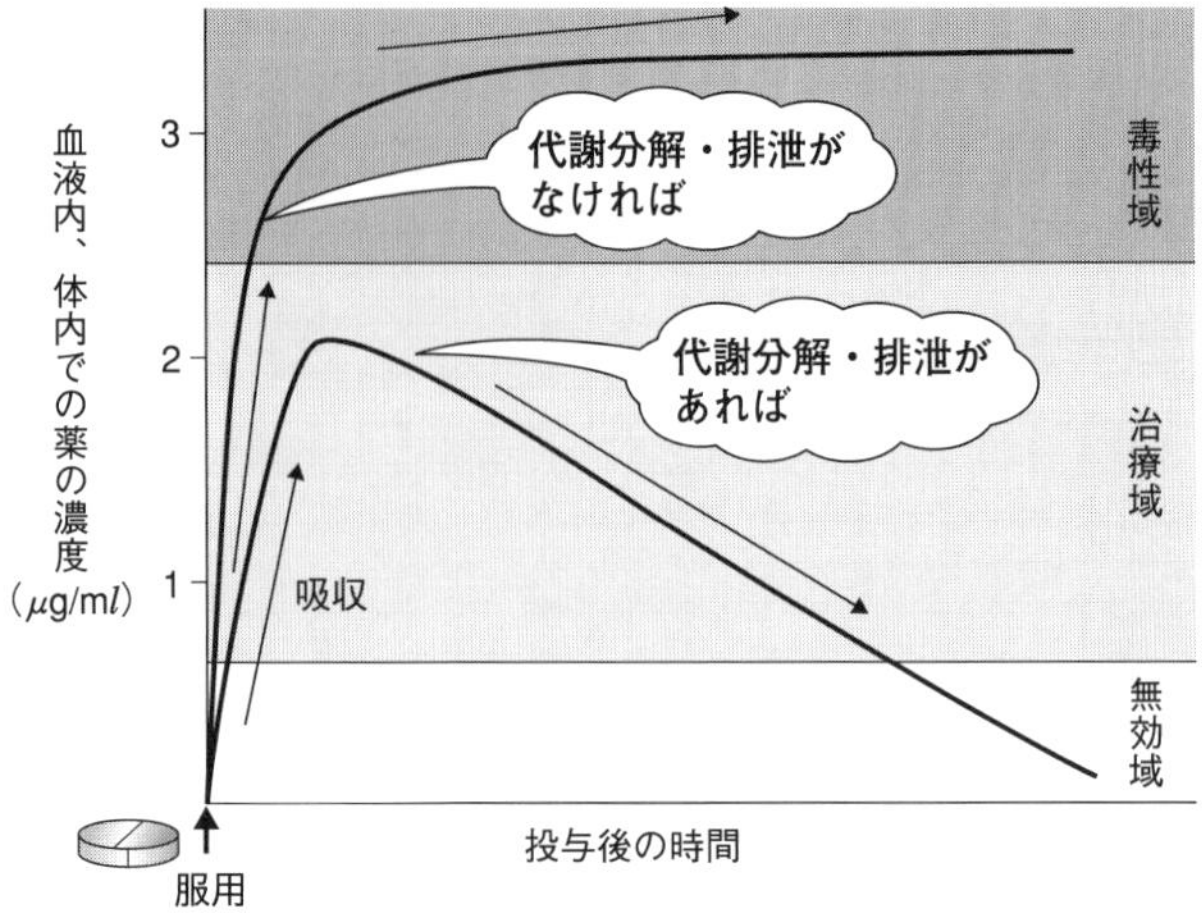

図 2-2　代謝分解・排泄があるとき，またはないときの薬物の体内レベル

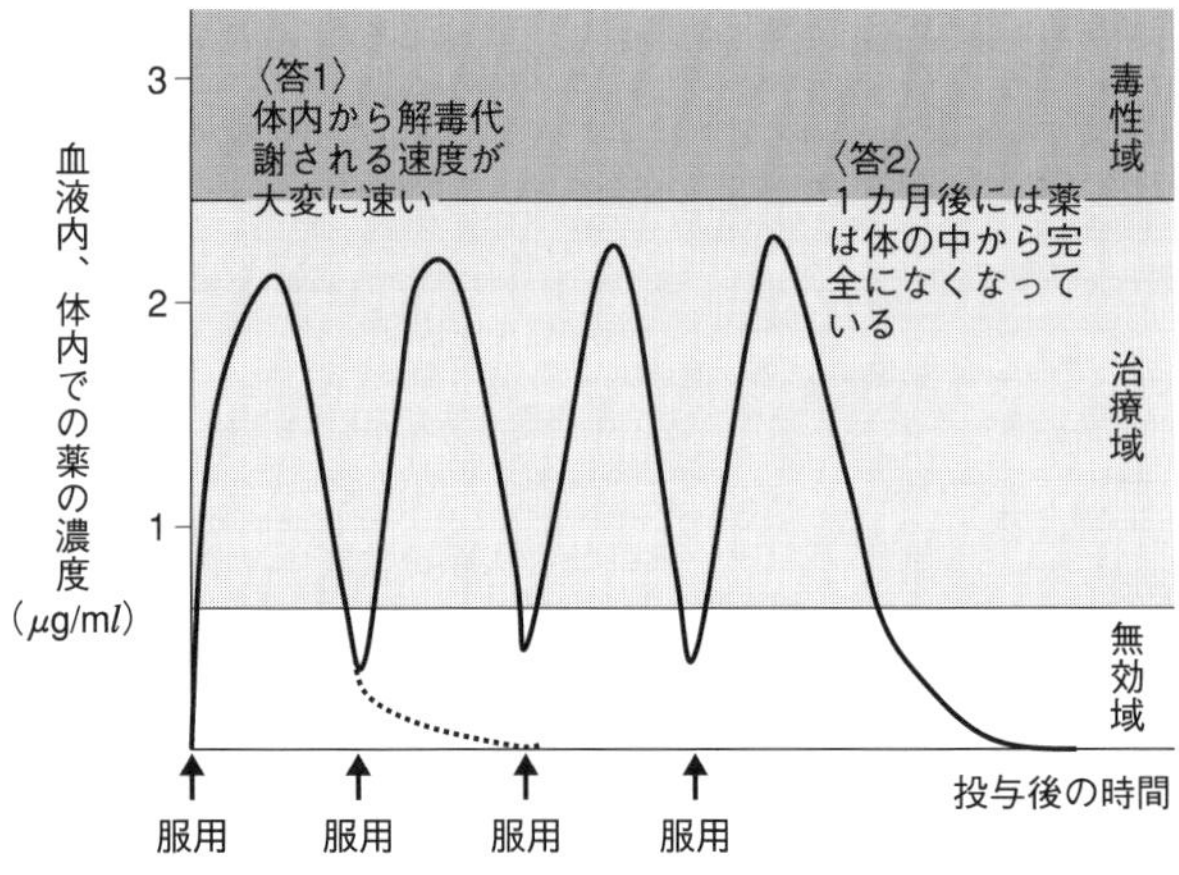

図 2-3　PL 顆粒を連続経口投与後の薬物濃度の概念図

実は、ＰＬ顆粒に含まれている薬の体内での代謝分解・排泄は大変に速いのです。数時間で体内からなくなってしまうため、治療域を維持するためには、面倒だけれども頻繁に一日四回も服用しなければならないのです（図2-3）。

一日一回だけ服用して止めてしまえば、体内に十分な量の薬がない長い時間帯ができてしまいます（点線部）。すなわち、無効域に入ったままになってしまい、治療効果が得られなくなる、というわけです。

次に、問題「②今、風邪をひいているときに服用すれば、一カ月後に風邪をひいたときにはもう飲まなくてもよい、ということにはならないか？」に答えましょう。処方通り、一日四回、四日間服用しても、服用を終われば、体の中から薬はやはりなくなってしまうのです。とても一カ月後に風邪を引いたときまで有効濃度が維持できないのです。したがって残念ながら、一カ月後に風邪をひいたら、またＰＬ顆粒を服用しなければなりません（図2-3）。

では、なぜ、体は有用な薬を代謝分解するのでしょうか？　これは、体にとって薬が異物、場合によっては毒物だからです。つまり、病気を治すという意味では有用ですが、物質としては異物・毒物なのです。体は体を守るために、異物である薬を小腸や肝臓で代謝分解し、腎臓から排泄するのです。もし、代謝分解、排泄などがなされなかったら、先ほど述べたように、体は薬という異物に永遠に曝されてしまうことになります。これでは、もし短期間なら安全であっても、長期的には本当に毒性が出てしまうことになります。だから、この分解・排泄のプロセスは、体にとっては必要なのです。

〈処方 5〉 20歳の女性

ハルシオン錠（0.25 mg） 1錠 1日1回 就寝前服用 7日分

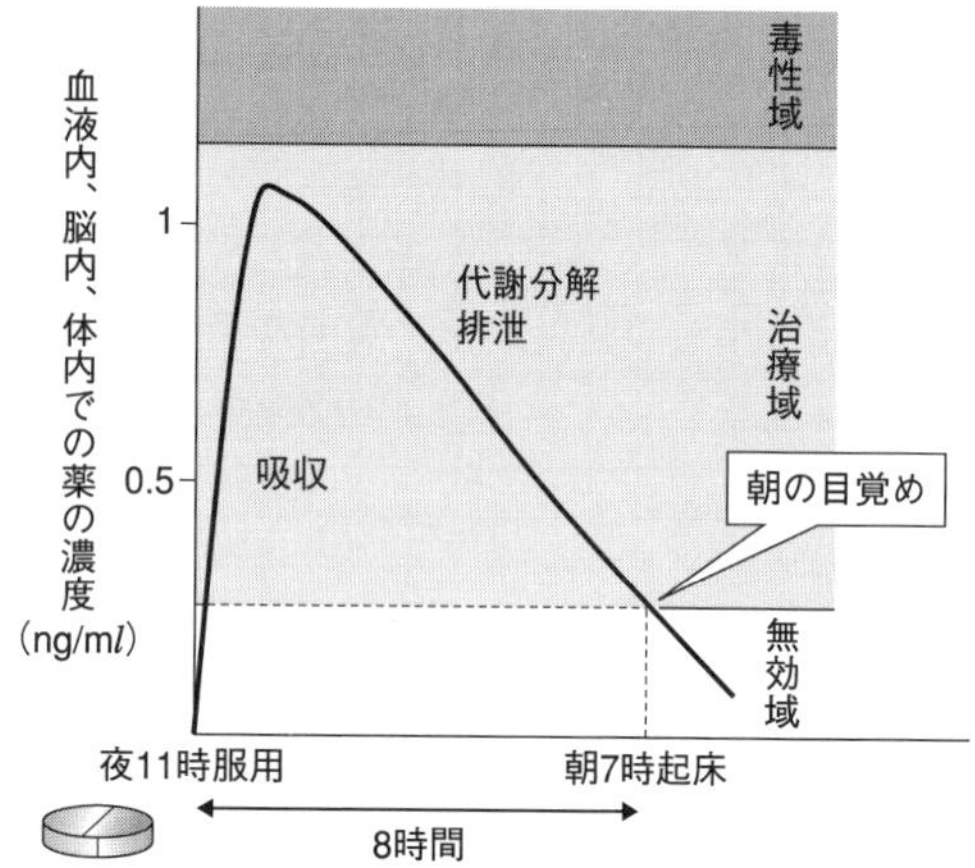

図 2-4 トリアゾラム経口投与後のトリアゾラムの体内濃度

【事例5】

ハルシオン錠という睡眠導入剤があります。トリアゾラム（一般名）という成分が薬効成分です。ハルシオン錠には、一錠〇・一二五mg（八〇〇〇分の一g）含有のものと、一錠〇・二五mg（四〇〇〇分の一g）含有のものがあります。錠剤の重さは約〇・一gですので、有効成分以外にも、形を整えて飲みやすくするためにデンプンや乳糖を混ぜものとして加えて、固めてあります。処方5は、一般的なハルシオン錠の処方です。

さてこの処方通りに服用した場合に、主成分のトリアゾラムの血液中濃度推移はどのようになるでしょうか（図2-4）。

夜一一時の就寝前に服用すれば、血液中や脳内には速やかにトリアゾラムが現れますが、先ほどのＰＬ顆粒と同様に、小腸や肝臓で代謝分解され、血液中濃度のピークは一〜二時間後に現れ、その後は急速になくなっていきます。このプロフィールは体内のリズムとあっています。すなわち、トリアゾラムの標的臓器は脳ですから、就寝後、一気に脳内濃度が上がって、睡眠導入することが可能になりますが、約八時間後の午前七時には血液中、脳中からトリアゾラムはほとんどなくなっていて、すっきり爽やかな目覚めを迎えられるということになります。

ここで血液中のトリアゾラムの濃度がどれくらいのものかをご紹介しましょう。一番高いときの濃度でも、何と一ng／ml程度という低濃度です（図2-4）。これは一リットルの水に一〇〇万分の一ｇが溶けた状態、もっとわかりやすくいいますと、二〇ｍ×二五ｍのプールで深さ二ｍの水をたたえたところにトリアゾラム一ｇを溶かした状態です。いかに薄いかがわかります。こんなに薄い濃度でも、十分な睡眠導入の効果があるのです。

比較のために血液中のアルコール濃度と作用の関係を見てみましょう。爽快期で二〇万〜五〇万ng／ml、ほろ酔い期で五〇万〜一五〇万ng／ml、泥酔期で二五〇万〜三五〇万ng／mlです。トリアゾラムの作用は桁がまったく違う（数十万倍から数百万倍）くらいに低濃度であることがわかります。トリアゾラムとアルコールは基本的には脳神経系を抑制性に働くことは同じですから、トリアゾラムという薬の活性の強さ、すごさがわかると思います。一般的には、薬はこのように作用が強いものが多

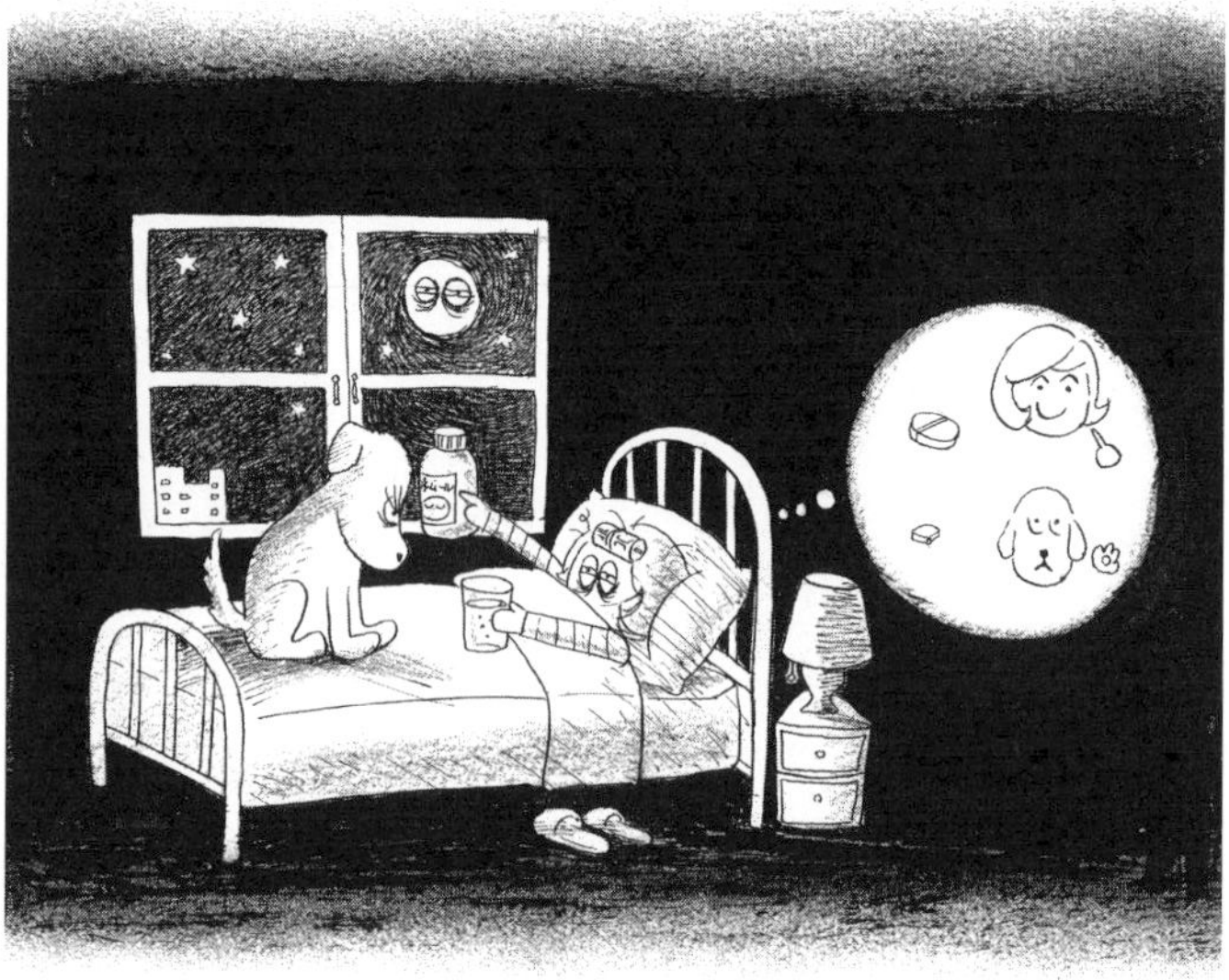

図2-5　ヒトとイヌの違いは？

く、過量投与をした場合はいかに危険かがわかるでしょう。

医薬品の効き目はヒトと動物で違う

ヒトとイヌで薬の体の中での動きとはたらきは同じでしょうか？　考えてみましょう。

【事例6】

一九歳の女性（体重は五〇kg）Aさんは、大学の薬学部に通う学生で、ワンルームマンションに住んでいます。一人暮らしで寂しいので、マンションの賃貸借契約では禁止されているイヌ（体重は一二・五kg）をこっそり飼っています（図2-5）。

Aさんが朝、大学に登校したあと、イヌは一匹で過ごしています。Aさんは不眠症で毎晩、睡眠導入薬のトリアゾラムを服用していますが、イヌも昼間一匹で過ごしており、昼間はよく寝ているせいか、あるいはストレスのせいか、夜よく寝られないようなのです。夜間にうろうろして、吠えて寝てくれないし、イヌを飼っていることが管理人や隣近所にバレないかと心配です。それに、夜間にイヌに起こされてしまって、せっかく睡眠導入薬を飲んでも眠れないことが頻繁にありました。そこで、Aさんは、イヌにも自分の飲んでいる睡眠導入薬を飲ませようと考えました。

しかし、Aさんとイヌとでは体重が違うので、飲ませる量を体重で補正しなければならないと考えました。「私の体重は五〇kgで、いつも一錠服用しているけど、ワンちゃんには多すぎる。だって、体重は一二・五kgで私のちょうど四分の一。だから四分の一錠を与えればよいということになるわ。さすが、薬学部の学生ね」と、一人で得意げなAさんでした。しかし、これが失敗に終わったのです。イヌに四分の一錠を投与しても、まったく効き目がなく、いつものように吠えて眠ってくれないのです。

一体どうしてなのでしょう？　理由は、ヒトとイヌでいくら体重当たり同じ量のトリアゾラムを服用しても、トリアゾラムの血液中濃度が全然違うからなのです（図2-6）。イヌの血液中濃度は、ヒトの五分の一くらいしか得られず、濃度は治療域に達しないのです。これは結果的に見ると、イヌは睡眠薬を代謝分解する能力が、体重当たりに直すと人の一四・四倍もあるからです。

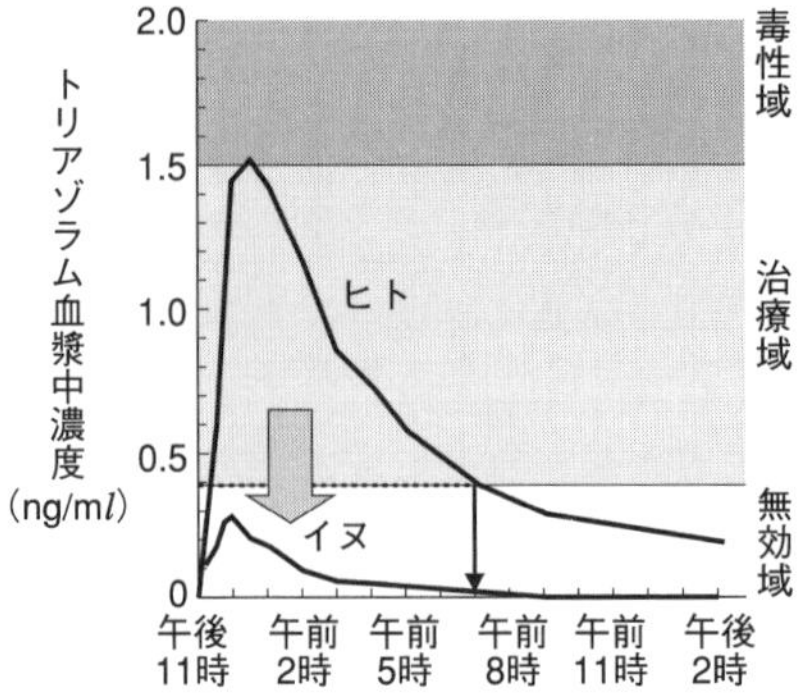

図 2-6　**ヒトとイヌのトリアゾラム血漿中濃度の推移の比較**　単位体重当たりの投与量（0.0033 mg/kg 体重）が等しい場合.（Lilja *et al*., 2000；Lui *et al*., 1991 より）

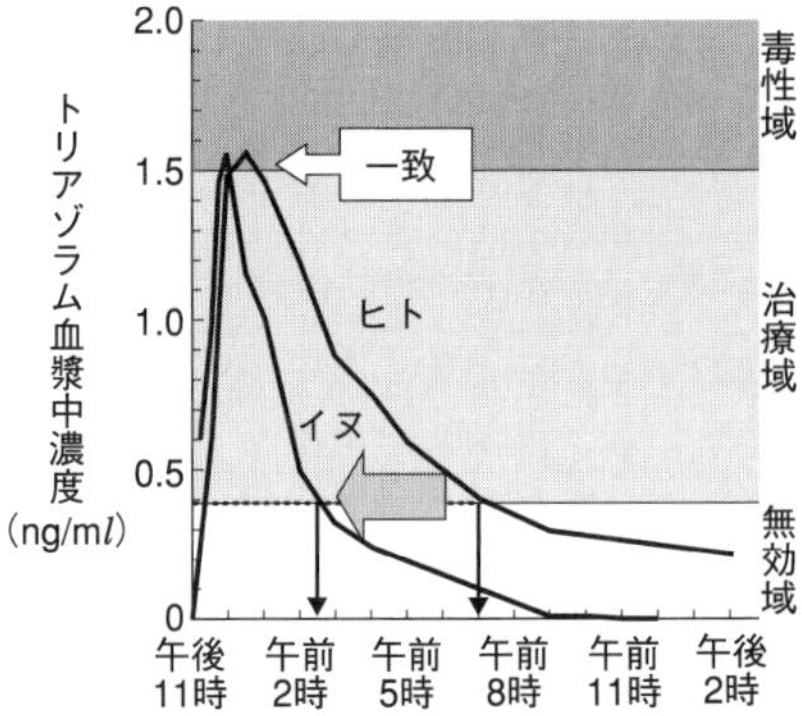

図 2-7　**最高血漿中濃度がヒトとイヌで等しくなるように，イヌの投与量を増やした場合**　イヌの単位体重当たりのトリアゾラム投与量はヒトの 5.4 倍に設定された（ヒト：0.0033 mg/kg 体重，イヌ：0.0180 mg/kg 体重）.

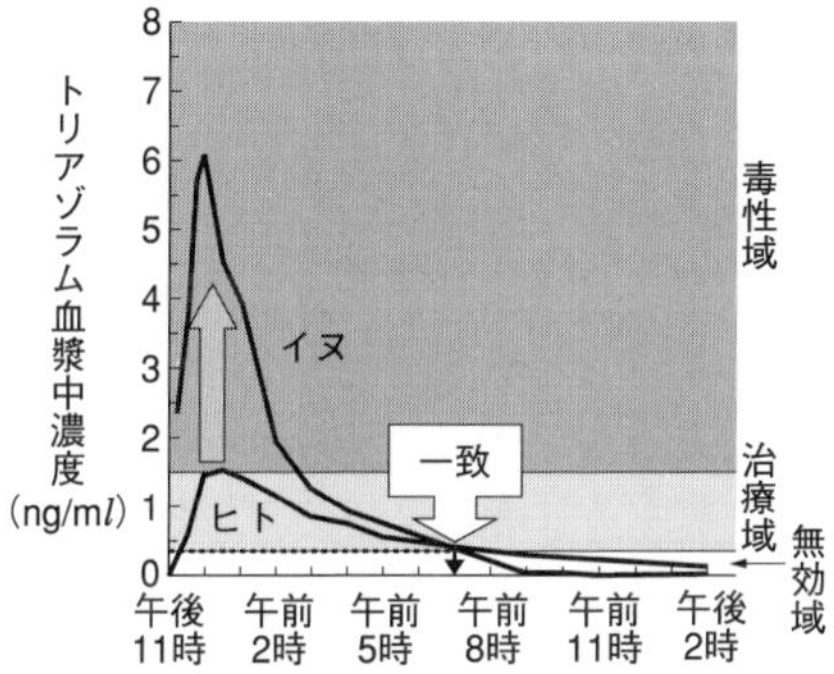

図 2-8　**投与後約 8 時間目の血漿中濃度がヒトとイヌで等しくなるように，イヌの投与量を増やした場合**　イヌの単位体重当たりのトリアゾラム投与量はヒトの 22 倍に設定された（ヒト：0.0033 mg/kg 体重，イヌ：0.733 mg/kg 体重）.

どうしてなのでしょうか。小動物ほど、基礎代謝、新陳代謝が速く、この代謝速度の違いが、心拍数（脈数）などの違いになって現れるといわれています。したがって、ヒトに比べて、イヌ、ネコ、ネズミなどの小動物では心拍数は速いという法則が知られています（本川達雄「ゾウの時間ネズミの時間」、中央公論社、一九九二）。この現象は動物の解毒という現象とも深く関係しているようで、ヒトと比べてネズミ、イヌ、ウサギなどの小動物ほど、薬などの異物・毒物の体重当たりの解毒代謝分解・排泄能力が高いという法則が知られています（澤田康文「この薬はウサギかカメか」、中央公論社、一九九七）。

　図のグラフを見たAさんは、今度は「計算した値の五倍、四分の一錠×五倍、つまり一錠プラス四分の一錠くらい投与すれば、最高濃度が同じになるはずだわ」と考えました。はたして、投与後、イヌはうまく眠りについてくれましたが、真夜中に目が覚めて吠えまくるという事態はあまり改善されませんでした。なぜでしょう？　これは、イヌでは、ヒトに比べて速やかにトリアゾラムが体内からなくなるからです（図2-7）。

図のグラフを再度見たAさんは、次に「真夜中の午前二時には薬は体の中からなくなっている。じゃあ、明け方の服用後八時間めの濃度がヒトと同じになるように、四分の一錠×二二倍、つまり五錠プラス二分の一錠飲ませてみたらいいわ」と考えました。はたして、その通り投与してみたところ、今度はイヌはグッタリして動かなくなってしまいました。真夜中に動物病院に駆け込む羽目になってしまったのです。なぜでしょう？　投与後八時間めの濃度は確かに一致したのですが、今度は最高濃度が高くなりすぎてしまったのです（図2-8）。最高濃度は、ヒトが四錠まとめ飲みした状態とほぼ同レベルで、きわめて危険な状態です。

こうしたことは、すべての医薬品、すべての睡眠導入薬に当てはまるものではありませんが、ヒトとイヌ（他の動物も同様）とでは、体内からの薬（異物・毒物）の代謝分解能力はまったく違っています。ですから、ヒトにおける情報のみから動物における投与量をコントロールするのは難しいことを示しているのです。ここでのポイントは、「ヒトに使用する睡眠導入薬を勝手に動物に与えてはいけない！」ということです。

この話は、製薬企業での新しい医薬品を開発するプロジェクト（創薬）にも関係します。創薬において、ある疾患に治療効果を有すると考えられる化合物が選定されて、いくつか候補が出てきたとしましょう。次の段階で、その化合物をいきなりヒトに投与して、有効性、安全性、さらに体の中での動きなどをチェックして適正な投与量を決定することはできません。なぜならその化合物がどのような毒性を持っているか、どのような特異的な体の中での動きをするかが不明であり、危険だからです。安全上、倫理上の問題です。

ですから、まず、動物を用いてその化合物の有効性、安全性、体の中での動きを詳しく検討してから、ヒトに投与する臨床試験に移ることになっています。しかし、ここで問題となるのは、すでにおわかりのように、一般的には動物とヒトの体の中での薬の動きやはたらきには大きな種差が存在するということです。したがって、動物を使ったいろいろな試験結果から、ヒトにおける薬の体の中での動きや安全で有効な投与量を推定するためには、いろいろと工夫をしなければなりません。

まず、できるだけたくさんの種類の動物を使用してデータをとることです。それからいろいろな方法を駆使してヒトでのデータを予測するのです。たとえば、各動物間において、薬の代謝分解能力と相関性の高いパラメータ（体重、肝臓の代謝分解酵素量・速度など）を見つけ出すのです。そしてヒトにおけるそれらのパラメータから、ヒトにおける薬の代謝分解能力を外挿して推定するのです。これを、アニマル・スケールアップといいます。普通、マウス、ラット、ウサギ、イヌ、サルなどの動物を用いることが多いのです。前述のAさんが試みたのは、まったく逆のケース、すなわちヒトからイヌへのアニマル・スケールダウンだったということになります。

医薬品使用の収支決算

先に述べたように、薬は小腸から血液へと吸収されますが、小腸、肝臓や腎臓で代謝分解、排泄されて体から消失してしまいます。一部は全身の臓器組織に分布し、一部は薬理作用の起こる標的部位へやっとたどり着きます。これだけ考えてもわかるように、治療効果を発揮することに寄与する薬は、投与された薬のうちのごく一部なのです。

先のトリアゾラムを例にとって大まかな検証をしてみましょう。トリアゾラムは、小腸からの吸収に際して、約三六％程度が代謝分解され、これを免れた残りの二五％程度がさらに肝臓で代謝分解されます。したがって、全身循環血にたどり着くのは六四％×七五％＝四八％程度です。また、トリアゾラムの標的臓器である脳は、全身に比べて大変小さいので、全身循環にたどり着いた薬のうち脳内に入るのは二％程度です。そして、脳に入ったうちの一部（六〇％）が「作用を引き起こす受容体」へ結合して睡眠誘導効果を発現すると考えます。

ということは、服用した薬の（1－0.36）×(1－0.25)×(1－0.98)×(1－0.4)×100％＝〇・五七六％のみしか、睡眠導入作用のために利用されていないという計算になるのです。九九・四二四％は利用されることなく、体内から消失する（捨てている）ことになります。ハルシオン錠（〇・二五mg）は、一八・三円／錠ですから、支払うべき薬代は一年間三六五日分で、六六八〇円となります。本剤は保険適応となっていますから、患者三割負担で二〇〇四円を支払って薬を購入したことになります。結局、二〇〇〇円あまり払ったけど、有効に利用したのはたった一一・五円分で、残りの一九九二・五円は、解毒代謝・排泄されて、下水道へということになります。飲んだ薬の〇・五七六％しか利用されていないといって、無駄になったお金を返せと医師、薬剤師、製薬企業に怒鳴り込むようなことはしないでくださいね。

服用回数は医薬品によってなぜ違う

実際の医療現場で使われている薬は「一日五回服用」「一日三回服用」「一日一回服用」「一週間に一日服用」「一カ月に一回投与」など、飲む回数は千差万別です。一体なぜだろうと思いながら飲んだことはないでしょうか？

間違って「一日一回飲む薬」を一日三回飲んでしまったら大変なことになります。いわゆる飲み過ぎということになり、副作用が起こってしまうでしょう。逆に「一日三回飲む薬」を忘れて一日一回しか飲まなくても問題です。十分な効果が得られず、治療に失敗してしまうことになります。薬の「一日に飲む回数」が持っている科学的意味が理解できたら、飲み間違いの恐ろしさが認識できると思います。

まず、「一日一回飲む薬」、「一日三回飲む薬」と「一日五回飲む薬」の違いを見てみましょう。「一日一回（朝）飲む薬」の例として、高血圧治療薬のベシル酸アムロジピン（以下アムロジピンと略）、「一日三回（朝、昼、夕）飲む薬」の例として、これも高血圧治療薬のピンドロール、「一日五回（朝、昼、おやつ時、夕、寝る前）飲む薬」の例として、帯状疱疹（皮膚病の一種）治療薬であるアシクロビル、以上三種の薬を取り上げ、それらを服用した後の血液中濃度の変化を比べてみましょう（図2-9）。

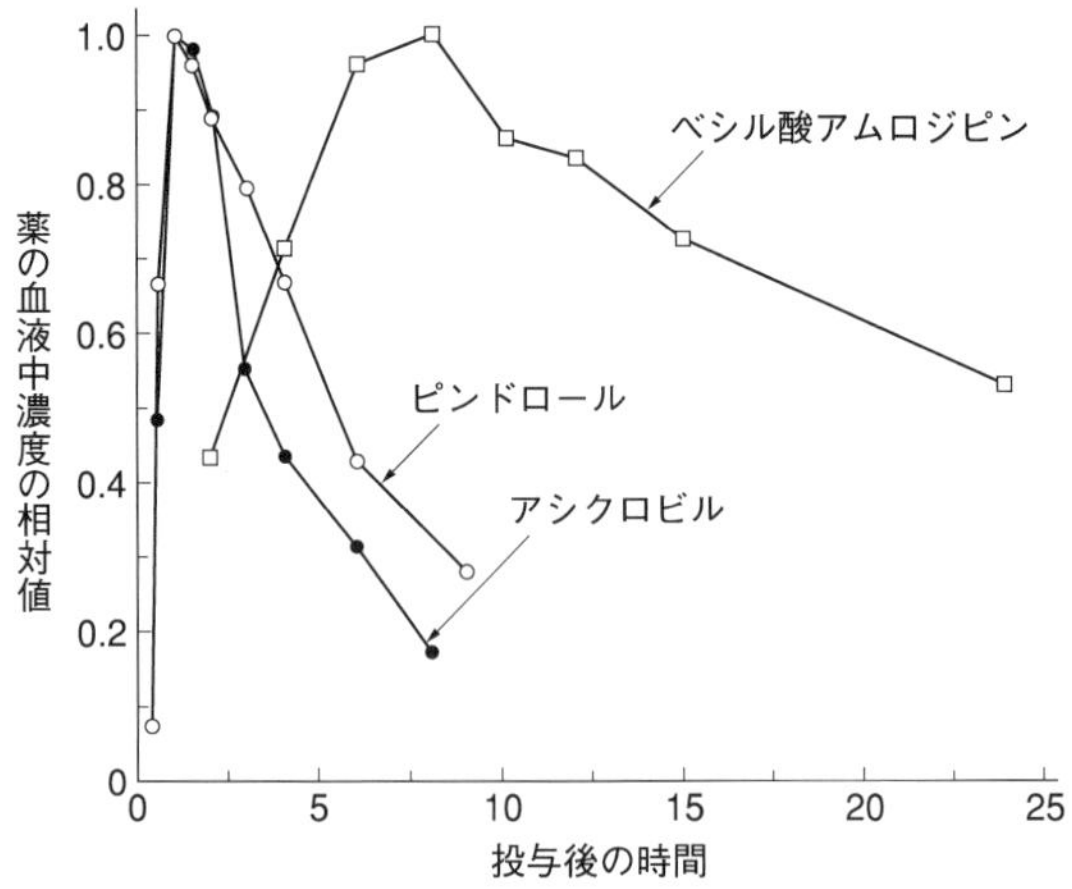

図 2-9　**アシクロビル 200 mg，ピンドロール 5 mg，ベシル酸アムロジピン 2.5 mg を経口投与後の血液中濃度の推移**　縦軸の濃度はピーク値を 1 としたときの相対値．（笹・内藤，1987；シオノギ製薬；中島ほか，1991）

体内からの消失の速さはアシクロビル、ピンドロール、アムロジピンの順であることは一目瞭然です。一方、これらの薬はいずれも二四時間十分な血液中の濃度を保っておかなければ、満足いく治療効果を得ることができないと考えられています。アシクロビルは、一回服用しただけでは、二四時間も経過すると血液中にはほとんど薬が残っていないことになります。これは先の述べたＰＬ顆粒と同じですね。したがってアシクロビルの場合、一日に五回も繰り返し飲まなければ有効な濃度を保ち続けることができないのです（図2-10）。

しかし、ピンドロールの場合は一日三回、アムロジピンの場合にはたった一日一回で必要な血液中の濃度範囲（有効な血液中濃度範囲の下限と上限の間）に保ち続けることができます。

とはいっても、大半の薬は「一日三回服用」と

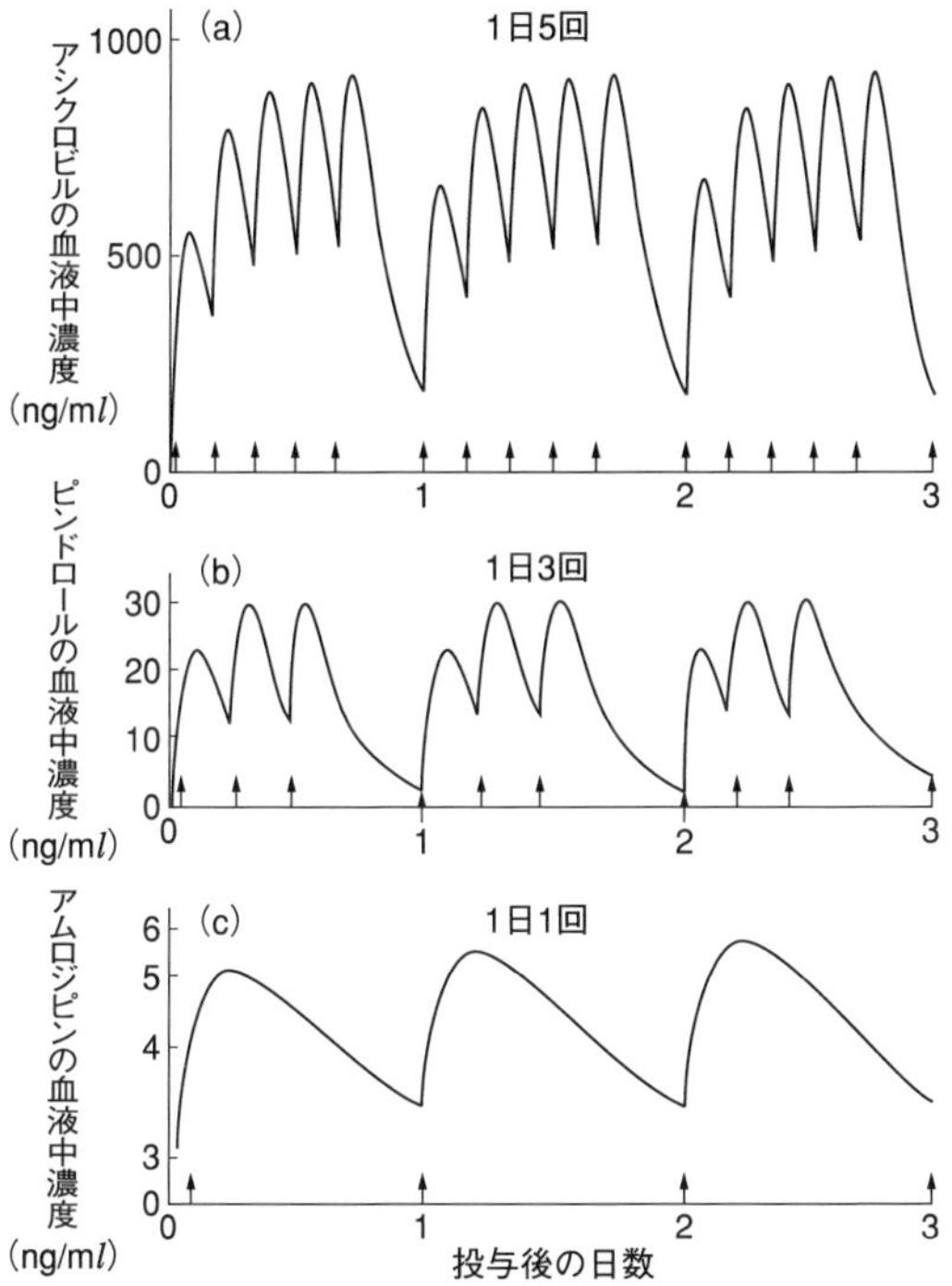

図 2-10　(a) **アシクロビル**（200 mg を 1 日 5 回），(b) **ピンドロール**（5 mg を 1 日 3 回），(c) **アムロジピン**（5 mg を 1 日 1 回）**を連続投与後のそれぞれの血液中濃度の推移**　アムロジピンは連続投与 7 日め以降の血液中濃度．矢印は投与した時点を示す．（笹・内藤，1987；澤田ほか，1992；小野山ほか，1991 より）

されていますね。これは食事と関係があるのではないかと思います。ヒトは、大概の場合、朝昼夕と三回食事をします（いつからこのようにしているのかわかりませんが）。生きていくために「モノ」を口にするわけです。「モノ」と呼んでいるのは、食事の中には、生体にとってはあまり好ましくない毒物や異物が入っている可能性があるからです。もちろん、栄養など生体にとって必須のもの、また何のはたらきもなく問題がないものがほとんどでしょうが、どちらにしても、生体はこれらを代謝分解するために、体内（肝臓や小腸）に酵素を用意しています。その酵素の活性は、三回の食事と食事の時間間隔程度で十分にはたらいて、異物を代謝分解する必要があります。腎臓からの排泄についても同じように考えられます。つまり、朝に食事をとったら、昼までにその中に入っている異物をおおかた解毒（代謝分解や排泄）しなければなりません。昼頃には、すっかり体内に異物はなくなって、次の昼の食事をとる、という具合です。それが体にとって理想です。つまり、毎食時の前には、体は異物から解放されてきれいになっているのです。薬も異物ですから、生体はそれを同じリズムで解毒することになります。一方、病気を治すためには、体の中の薬のレベルを保つ必要があるので、食事のたびに薬を飲むというはめになるのです。一日三回服用の薬が多いのも、このような理由からかもしれません。

もちろん、毒物・異物には例外があって、数時間どころか数カ月でも解毒できないものもあります。ダイオキシンのような悪魔の毒物です。

服用時期は医薬品によってなぜ違う

薬の服用時期は、食後とされているものが多いですね。これは、食事のリズムによって薬の飲み忘れを防止すること（食前服用でもよいことになりますが、かえって飲み忘れが多くなるとされています。さらに「薬は食後」という考えが一般的な通念となっているようです）、空腹時での服用による

〈処方 6〉 66 歳の女性

フォサマック錠（5 mg） 1 錠　1 日 1 回　朝起床時，水 180 ml で服用し，30 分は横にならず，飲食（水を除く）しないこと　14 日分

胃腸障害を防止することなどが、理由として考えられます。しかし、薬によっては変わった時期に服用しなければならないものもあります。

【事例 7】

骨粗鬆症の治療薬であるアレンドロン酸ナトリウム（商品名 フォサマック錠など）は、朝起床時服用とされています。

なぜこんな変わった服用時期になっているのでしょうか（処方6）？ この薬は、服用後、小腸から吸収されるのですが、その吸収率は大変低く、一〇mg（一万μg）投与しても十数μgが吸収されるのみなのです。そして、これでも十分に治療効果があるのです。もう少しきちんとした数値をお示ししますと、アレンドロン酸ナトリウムを服用後三六時間までの尿を集めて、そこから吸収量を見積もった結果では、朝食二時間前、一時間前および三〇分前に服用したときの回収量は、それぞれ一二・七μg、八・九μgおよび六・八μgであり、朝食二時間前に投与した場合が最も多かったことがわかりました。また、朝食直後や朝食二時間後に服用した場合は、ほとんど吸収されなかったということです。ですから、朝起床時に本薬を服用するべきことになったのです。

〈処方 7〉 45歳の男性

サンリズムカプセル（50 mg）　3カプセル　1日3回　毎食後服用　14日分

〈処方 8〉 45歳の男性

サンリズムカプセル（25 mg）　3カプセル　1日3回　毎食後服用　14日分

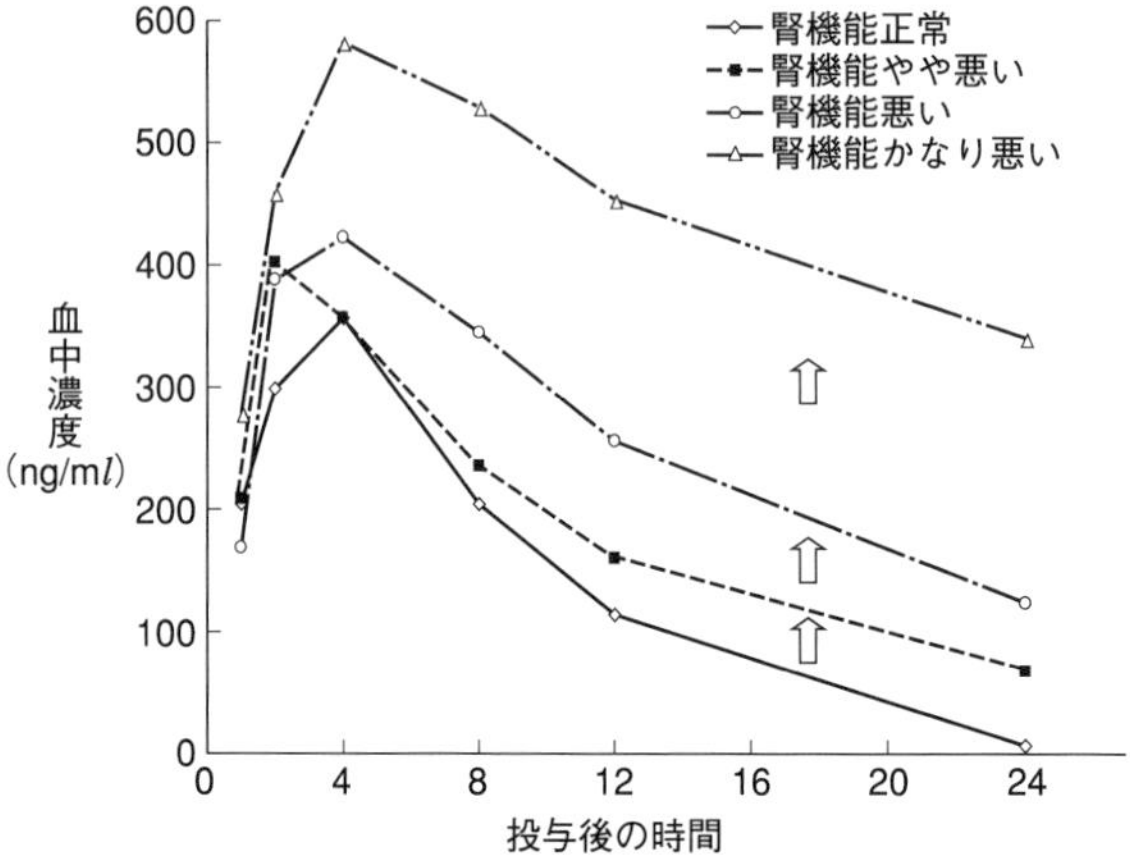

図 2-11　腎機能が正常時または低下時におけるピルジカイニド 50 mg 経口投与後のピルジカイニドの血液中濃度の推移（高畠ほか，1989より）

食後に服用するとなぜ吸収されないのでしょうか？　アレンドロン酸ナトリウムはカルシウムなどの金属イオンと強く結合することが知られています。食物には多少たりともカルシウムなどの金属イオンが含まれていますから、食後に服用した場合、これらと結合することは避けられません。結合してしまうと薬は小腸から吸収されなくなってしまうのです。さらに、アレンドロン酸ナトリウムを水、ブラックコーヒーまたはオレンジジュースで服用したところ、水で摂取した場合の吸収された量一九・二〇μgと比べて、ブラックコーヒーでは七・四三μg、オレンジジュースでは六・七七μgと、水以外では約六〇%も吸収量が減少しました。食事だけでなく、水以外の飲料も摂取してはだめなのです。

腎臓、肝臓機能低下で服用量は少なめ

【事例8】

不整脈の患者さんには塩酸ピルジカイニド（商品名 サンリズムカプセル）という薬が処方されることがあります。この薬は、通常は処方7のような使い方がなされます。しかし患者さんの腎臓に障害があるときには、たとえば処方8のように投与量を減らす必要があります。

なぜだと思いますか？ 塩酸ピルジカイニドは、腎臓から排泄されるからです。すなわち、体内からの消失には、小腸や肝臓での代謝はあまり寄与していなくて、腎臓からの排泄にほぼ全面的に頼っているのです。したがって、腎臓に障害がある場合には、排泄されにくくなってしまうために、投与量や投与回数を減らす必要があるのです。過去の研究結果を見ても、確かに、塩酸ピルジカイニドを服用後の血液中濃度推移は、腎臓に障害がある方では高いことがわかります（図2-11）。

もし、腎障害患者に対して、処方7のように用法用量を調節しないまま投与した場合、過量投与となり、逆に不整脈を生じてしまったり、構語障害（ろれつがまわらないなど）などの精神・神経障害

〈処方 9〉 55歳の男性

インデラル錠（20 mg） 3錠 1日3回 毎食後服用 14日分

〈処方 10〉 55歳の男性

インデラル錠（10 mg） 3錠 1日3回 毎食後服用 14日分

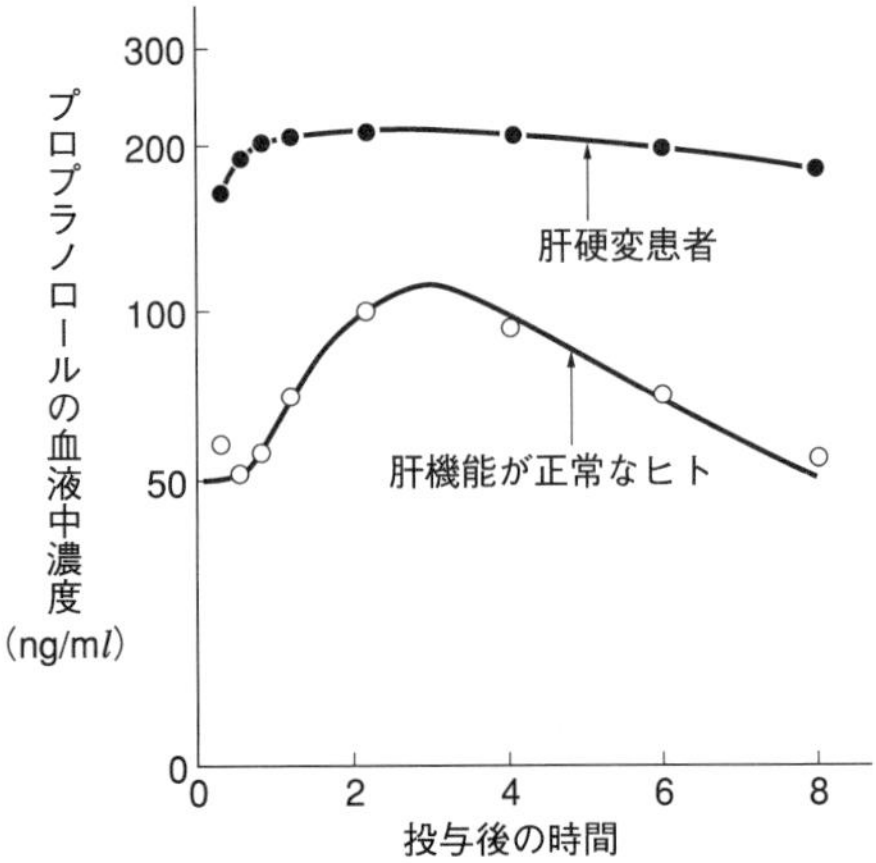

図 2-12 肝硬変の患者または肝機能正常者にプロプラノロール 80 mg を投与後の血液中濃度の推移（Wood *et al*., 1978）

が現れる可能性が高いといわれています。

【事例9】

プロプラノロール（商品名 インデラル錠など）は高血圧治療などに使用される薬です。この薬は、通常は処方9のような使い方がなされます。しかし患者さんの肝臓に肝硬変などの障害があるときには、処方10のように低投与量から開始する必要があります。

なぜだと思いますか？ 先ほどの例とは異なり、プロプラノロールは、主に、肝臓で代謝分解されて体内か

〈処方 11〉 25 歳の女性

ハルシオン錠（0.25 mg） 1錠 1日1回 就寝前服用 7日分

〈処方 12〉 70 歳の女性

ハルシオン錠（0.125 mg） 1錠 1日1回 就寝前服用 7日分

ら消失するからです。したがって、肝臓に障害がある場合には、消失が遅れてしまいますから、投与量あるいは投与回数を少なくする必要があるのです。過去の研究結果を見ても、プロプラノロールを服用後の血液中濃度は、アルコール性肝硬変患者において高く推移していることがわかります（図2-12）。

もし、肝障害患者において処方9のように用法用量を調節しないままで投与した場合、過量投与となり、副作用が起こる危険性が高いので注意が必要です。

【事例10】

先に述べた睡眠導入剤のトリアゾラム（商品名 ハルシオン錠など）の通常の投与量は通常一回〇・二五mgです（処方11）。しかし、高齢者に投与する場合には〇・一二五mg〜〇・二五mgとなっています（処方12）。

高齢者の場合、若い人に比べてなぜ少ない投与量でよいのでしょうか？ 過去の研究結果を見てみましょう。トリアゾラムを若い人と高齢者（体重は同じ）が同じ量服用したあとの、鎮静効果の時間推移が測定されています（図2-13）。

確かに、高齢者の場合、若い人よりも二倍程度強い効果が得られています。これ

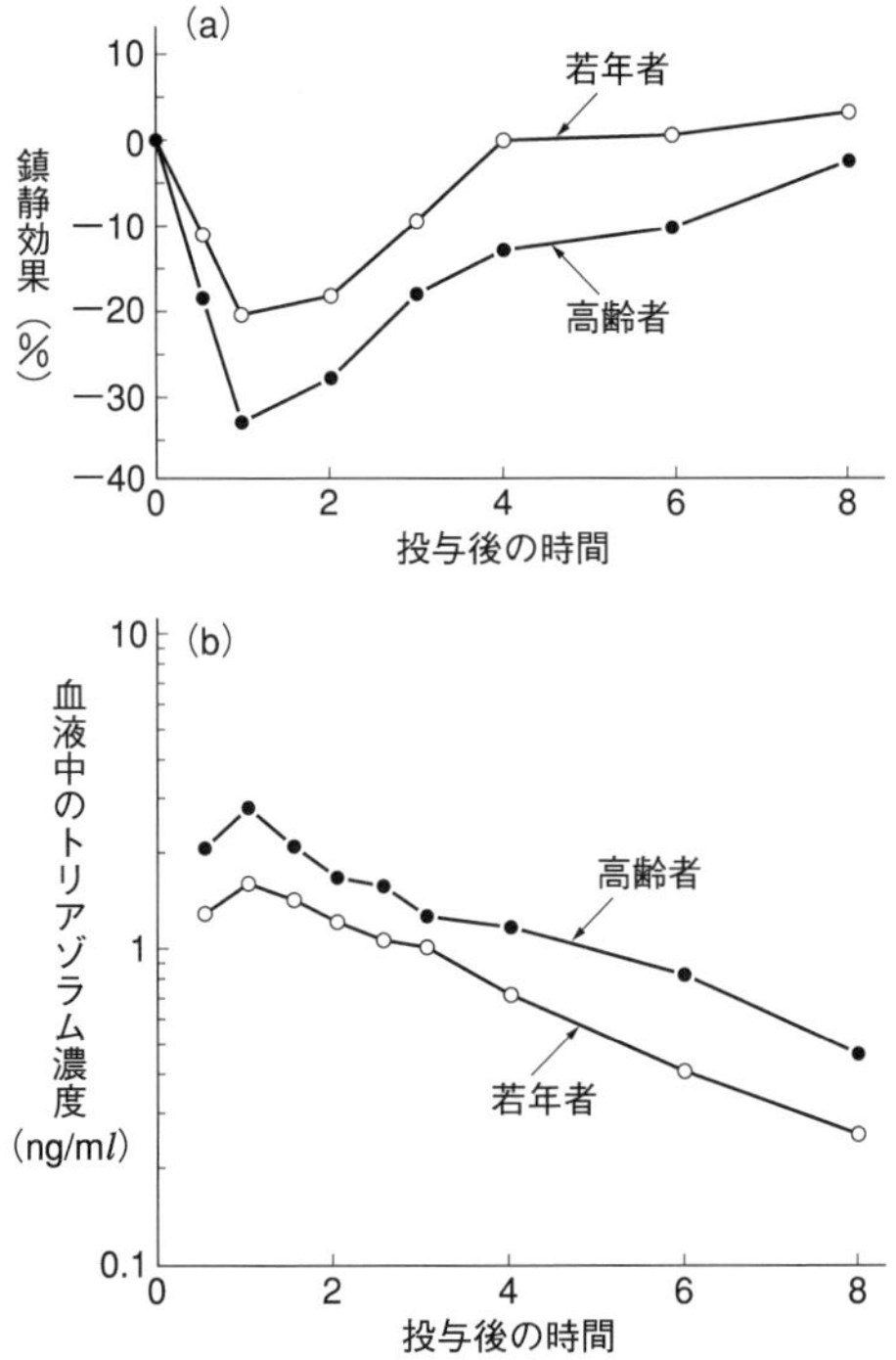

図 2-13　(a) 若年者と高齢者のそれぞれにトリアゾラム 0.25 mg を経口投与後の鎮静効果の違い，(b) 同じくトリアゾラムの血液中濃度の推移の違い（Greenblatt *et al*., 1991 より）

では高齢者の場合、投与量を減らさなければならないことになります。ではなぜこのようなことが起こるのでしょうか？

トリアゾラムは、すでに述べたように、小腸や肝臓での代謝分解により体内から消失します。上で述べた研究では、両者におけるトリアゾラムの血液中濃度も測定されています。血液中の薬の濃度は、その薬の作用を客観的に評価するために欠かせない指標です。通常、薬の濃度が低ければ作用は弱く、高ければ作用は強く出て場合によっては副作用が起こるかもしれません。薬を飲み過ぎれば、当然血液中の濃度は高くなり、危険です。はたして、トリアゾラムの血液中濃度は、若い人に比べて高齢者で二倍程度高く推移しています（図2-13）（図の縦軸は、対数目盛ですので、注意してください）。高齢者は若い人の二倍量の薬を飲んだことと同じ濃度になったのです。

なぜこのようなことが起こるのでしょうか？　高齢者では、肝臓にとくに病気がなくても、一般的に肝臓での薬の代謝分解能力が低下しているからです。このことから、同じ投与量であっても、高齢者では若い人の二倍の血液中濃度が得られたのです。したがって、高齢者に投与する薬の量は若い人の半分でよいということです。

医薬品の理解に「薬の飲み合わせ」はもってこい

【事例11】

患者さんは、腰痛症で筋肉がこわばっているとのことで、整形外科から処方13の塩酸チザニジン（商品名 テルネリン錠）を処方されて服用していました。ところが、最近、心療内科で、うつ病と診断されて処方14のマレイン酸フルボキサミン（商品名 ルボックス錠）が処方されました。

〈処方 13〉 50 歳の男性

テルネリン錠（1 mg） 3 錠 1 日 3 回 毎食後服用 14 日分

〈処方 14〉 50 歳の男性

ルボックス錠（25 mg） 2 錠 1 日 2 回 朝夕食後服用 14 日分

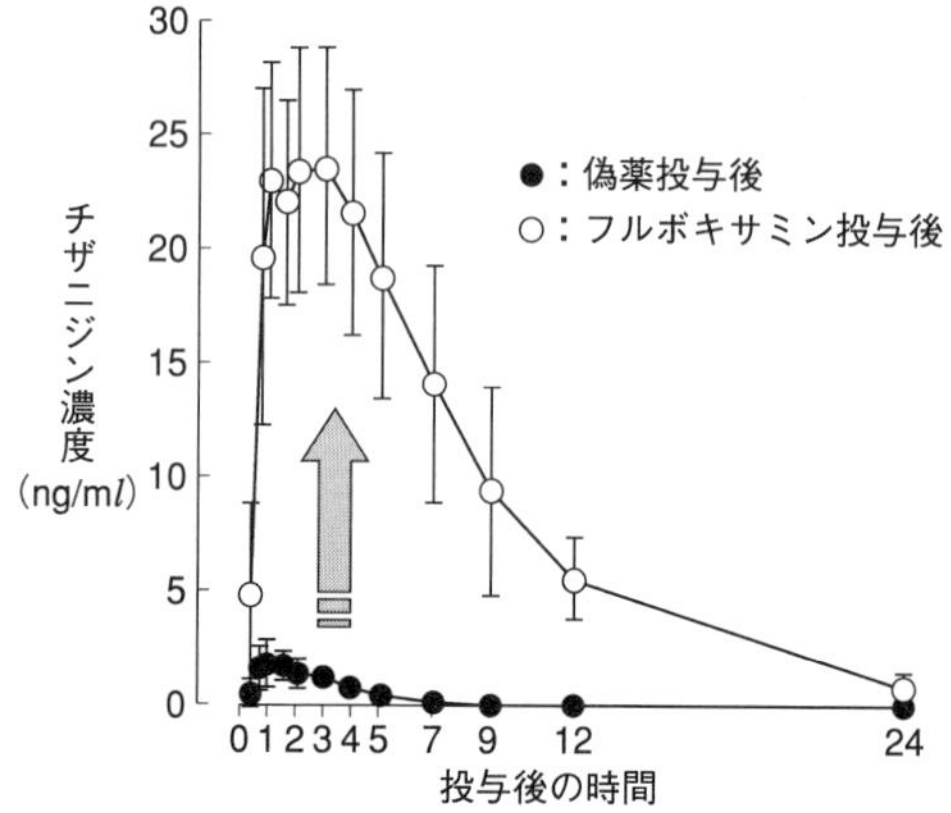

図 2-14 健常人ボランティアに偽薬（主薬は入っていないが形や色がそっくりで本物と区別がつかない錠剤）または 100 mg フルボキサミンを 1 日 1 回 4 日間投与後，4 mg チザニジン（テルネリンなど）を単回投与後の血漿中のチザニジン濃度の推移（Granfors *et al*., 2004 より）

これは、きわめて危険な、併用してはいけない組み合わせです。このような、併用してはいけない組み合わせを「併用禁忌」といいます。併用した場合何が起こるかといいますと、塩酸チザニジンの副作用である、強い眠気、血圧降下、めまい、精神運動の低下が強く起こるのです。

ある研究者がこの組み合わせに着目して研究を行いました。彼は、併用により塩酸チザニジンが過量投与状態になっているのではないかと疑い、血液中の塩酸チザニジンの濃度を測定しました（図 2-14）。

すると驚くべきことに、塩酸チ

ザニジンの血液中濃度は、マレイン酸フルボキサミンを併用した結果、何と三三倍にまで上昇していたのです。医薬品の併用によって血液中濃度が上昇する例は多数ありますが、ここまで顕著に上昇する例は過去にはありませんでした。

なぜこのようなことが起こったのでしょうか。これは肝臓での塩酸チザニジンの代謝分解を、マレイン酸フルボキサミンが強力に阻害してしまったからです。両剤は併用禁忌ですので、塩酸チザニジンを使いつづけるのなら、マレイン酸フルボキサミンを別のうつ病治療薬に変えなければなりません。

医療用医薬品とＯＴＣ医薬品の相互作用（飲み合わせ）

【事例12】 感染症に使う医療用医薬品であるクラビットと総合ビタミン剤を摂取しそうに

クラビット（一般名　レボフロキサシン）と相性の悪い総合ビタミン剤を危うく併用しそうになったという事例です。

患者さんは、今日から咽頭炎のためクラビットを服用することになりました（処方15）。薬剤師は交付時にインタビューを行い、とくにクラビットと相性の悪い、アルミ

〈処方15〉 50歳の男性，咽頭炎

クラビット錠100 mg	2錠	1日2回	朝夕食後	5日分
PL顆粒	4包	1日4回	毎食後・就寝前	5日分

ニウムやカルシウムなど（金属カチオン）を含有する胃腸薬を服用していないかどうかを尋ねたところ、患者さんはとくに胃腸薬は服用していないと答えました。自宅に戻った患者さんは念のため、電話で総合ビタミン剤を今回の薬剤と一緒に服用してよいかどうか問い合わせました。薬剤師が患者さんが服用しようとした総合ビタミン剤の成分をチェックしたところ、カルシウム、マグネシウム、鉄、亜鉛などクラビットと相互作用を引き起こす金属カチオンが含まれていることがわかりました。患者さんに対しては、クラビット服用中は、その総合ビタミン剤を服用しないように告げました。

併用して最悪のシナリオの場合、クラビットの薬効不十分により咽頭炎が悪化し入院となった可能性もあります。

レボフロキサシン、ガチフロキサシン（商品名 ガチフロ）などのニューキノロン系抗菌剤と、マグネシウム、カルシウム、亜鉛、鉄などの金属カチオンを含む胃腸薬、制酸剤、総合ビタミン剤を併用すると、ニューキノロン系抗菌剤の血中濃度が低下する可能性があります。これは、ニューキノロン系抗菌剤と金属カチオンが複合体（キレート）を形成することによって、ニューキノロン系抗菌剤の消化管からの吸収が減弱するからです。実際、金属カチオン含有の総合ビタミン剤（鉄一五㎎、マグネシウム一〇〇㎎、亜鉛一五㎎）を併用したためにガチフロキサシンによる治療が失敗した症例も

報告されています（ビタミン剤そのものは問題ありません）。

本併用の問題を回避するために、ニューキノロン系抗菌剤が処方された場合には、OTC医薬品の金属カチオン含有の胃腸薬、制酸剤や総合ビタミン剤を服用していないかどうか確認し、ニューキノロン系抗菌剤服用中はこれらのOTC医薬品を服用しないよう注意する必要があります。

したがって、薬局では次のような指導が行われることになります。

「胃腸薬や制酸剤、総合ビタミン剤などを街の薬局・薬店で購入して飲んでおられませんか。これらの医薬品と今回処方されているクラビットを一緒に飲みますと、クラビットの治療効果が弱くなる可能性があります。そうですか、総合ビタミン剤を飲まれているのですね。自宅にお帰りになりましたら、その名前を電話で教えてください。成分を確認しまして、同時に服用できるか確認いたします」

〈処方 16〉 55歳の女性，安定狭心症

バファリン81 mg　1錠　1日1回　朝食後服用　14日分

【事例13】 血栓予防の医療用医薬品であるバファリンとOTC医薬品のイブプロフェンを併用しそうに

バファリン81 mg錠（一般名 アスピリン・ダイアルミネート配合）服用中（処方16）の患者さんに、街の薬局でイブA（主成分イブプロフェン）を販売してしまった事例です。

患者さんはひどい頭痛がしたため、かかりつけの薬局を訪れて、OTC医薬品のイブA

を購入しました。薬剤師はそのとき、患者さんが服用している医療用医薬品について確認しませんでした。しかし、後になって、「あの患者さんは確か、バファリン81㎎錠を服用していたのではないか」と思い出し、薬歴を見返したところ、確かにバファリン81㎎錠を服用していることが判明しました。患者さん宅に電話連絡したところ、幸いなことにイブAは服用前でした。

最悪のシナリオの場合、バファリン81㎎錠の薬効が低下し、血管の塞栓形成から死亡にいたる可能性もあります。

アスピリン使用時にイブプロフェンを併用すると、アスピリンの持つ血栓予防作用（専門的には血小板凝集抑制作用）が減弱することがあります。これは、イブプロフェンが、アスピリンの作用点である血小板のシクロオキシゲナーゼ-1（COX-1）へのアスピリンの結合を阻害するためと考えられています。実際、イブプロフェン（四〇〇㎎）を毎朝経口投与した二時間後にアスピリン（81㎎）を毎朝投与した場合、アスピリンの血小板凝集抑制作用が減弱することが報告されています。逆にアスピリン（81㎎）を毎朝投与してその二時間後にイブプロフェン（四〇〇㎎）を単回投与した場合には、血小板凝集作用に対するイブプロフェンの影響は認められなかったということです。先にアスピリンが投与された場合は短時間の内にアスピリンとCOX-1との反応（COX-1のアセチル化）が完了するため、その後イブプロフェンが血中に現れても抗血小板作用は影響を受けないからだと考えられて

います。ただし、アスピリン服用二時間後であっても一日三回イブプロフェンを服用した場合は、アスピリンの抗血小板作用を阻害することが報告されています。なお、アスピリンとの相互作用は、イブプロフェンと同じ非ステロイド性抗炎症薬（NSAIDs）であるアセトアミノフェンによっては引き起こされないことがわかっていますが、それ以外のNSAIDsについては、どの程度の相互作用が起こるか不明です。

併用の問題を回避するために薬剤師は、イブプロフェンを含有しているOTC医薬品を購入する患者に対して、低用量アスピリンを服用していないか確認します。低用量アスピリンを服用中の患者には、イブプロフェンを含有しているOTC医薬品を併用しないよう指導し、どうしても解熱鎮痛剤を必要とする場合は、アセトアミノフェンなどのかわりの解熱鎮痛薬を薦めることになります。

具体的な薬剤師の説明は、次のようになるでしょう。

「イブAをお買い求めですね。現在、ほかに飲まれている薬はありませんか。そうですか、バファリンを血栓予防のために飲まれているのですね。実は、イブAにはバファリンの血栓予防作用を弱めてしまう成分が入っていますので、購入は避けた方がよいと思います。どうしても頭痛薬が必要でしたら、問題となる成分を含まない薬もありますのでいくつかご紹介します」

薬の飲み合わせは、薬と薬の間だけではなく、薬と飲食物との間でも起こります。一つ例をお示ししましょう。

〈処方 17〉 55 歳の男性

ムノバール錠（2.5 mg） 2錠 1日2回 朝夕食後服用 14日分

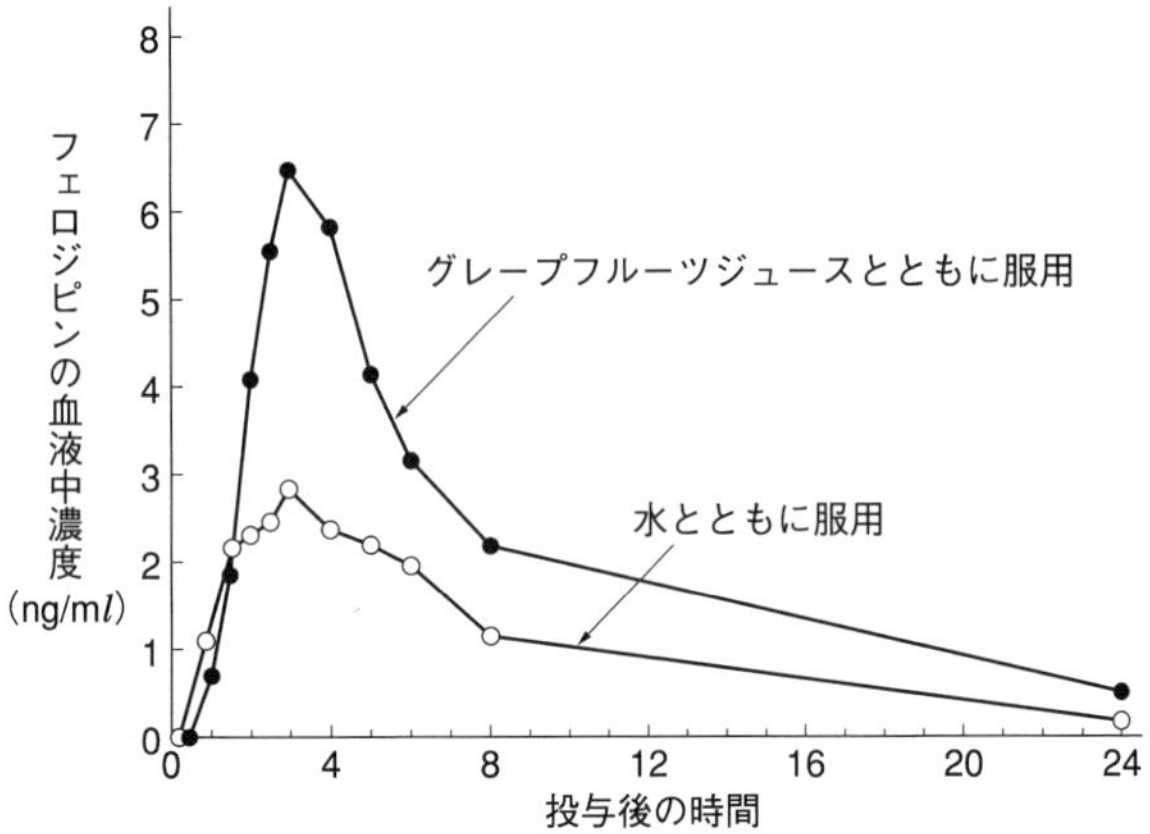

図 2-15 フェロジピンの血液中濃度に及ぼすグレープフルーツジュース摂取の効果（Bailey *et al*., 1996）

【事例14】

一九九一年に英国の著名な医学雑誌ランセットに「フェロジピンあるいはニフェジピンとグレープフルーツジュースの相互作用」という興味深い論文が掲載されました。処方17に一例としてよく見かけるフェロジピン（商品名 ムノバール錠など）の処方例を示します。フェロジピンとニフェジピン（商品名 アダラート錠など）はいずれも、カルシウム拮抗薬と呼ばれる血圧を下げる薬です。

どのような報告内容であったかというと、フェロジピンあるいはニフェジピンをグレープフルーツジュースで服用した場合、水で服用した時と比べて血圧の低下がより大きく、また心拍数に与える影響もより大きかったというものです。この現象はオレンジジュースではみられなかったということです。これらのことから、グレープフルーツジュースがこれらカルシウム拮抗薬の作用を強めてしまったと結論づけられたのです。

グレープフルーツジュースはどこにでもあり、誰もが飲むジュースであるだけに、この論文はセンセーショナルなインパクトを与えました。なぜこのようなことが起こったのでしょうか？

同じランセットの論文に、フェロジピンあるいはニフェジピンを服用した後のそれらの血液中の濃度を測定したデータが掲載されていました。それによると、グレープフルーツジュースは両方の薬の血液中の濃度を上昇させていたというのです。すでに述べたように、血液中の薬の濃度は、効果や副作用を判断するために大変便利な指標ですから、血液中の濃度が上昇していたということであれば、血圧の低下がより大きく起こったのも納得できます。この論文が発表された後、フェロジピンにおいてより詳しい臨床試験が行われましたが、同様の結果が再現されています（図2-15）。

ではなぜ薬とグレープフルーツジュースとの飲み合わせで血液中の薬の濃度が上昇したのでしょうか？　フェロジピンなどのカルシウム拮抗薬は、小腸や肝臓で代謝分解を受けて消失します。結論からいうと、この飲み合わせは、小腸での代謝分解をグレープフルーツジュースが強力に阻害したために生じたのです。ではグレープフルーツジュースの中のどのような成分が原因なのでしょうか？　最近、グレープフルーツジュース中に含まれているフラノクマリンという物質が代謝阻害を引き起こす原因であることが明らかとなりました。この物質はオレンジジュースの中にはほとんど含まれていません。

このような薬の飲み合わせの問題は、試験管の中でも再現することができます。すなわち、まず肝臓や小腸での代謝分解を担う酵素を精製します。この酵素をフェロジピンやニフェジピンとともに試験管の中にいれて、グレープフルーツジュース（フラノクマリン）を加えたときと加えないときでそれぞれ代謝分解の様子を解析すればよいのです。グレープフルーツジュースを併用したときには、代謝分解は見事に阻害され、フェロジピンやニフェジピンが代謝せずに残ってしまうのです。

さて、薬の飲み合わせの中には、薬の代謝分解の阻害が関係しないものもあります。代謝分解の阻害が関与しないので、併用しても血液中の薬の濃度は変化しないことになります。にもかかわらず、併用すると有害作用が起こってしまうことがあるのです。一つの例を示しましょう。

【事例15】

ニューキノロン系抗菌剤という薬があります。エノキサシン（商品名 フルマーク錠）などに代表され、その名の通り感染症の治療に用いられる薬です。この薬は脳に入ると、弱いながらも神経活動を興奮させます。これは、神経活動を鎮める作用のあるレセプター（受容体）のはたらきを抑制するためです。ただし、その作用は比較的弱いので、特別なケース以外はとくに気にする必要はありません。

しかし、抗炎症・鎮痛剤であるケトプロフェン（商品名 メナミンSRカプセルなど）やフルルビプロフェンなどとこのエノキサシンを一緒に服用すると、エノキサシンのレセプター抑制効果が一〇〇倍程度増強してしまいます。その結果、脳が興奮して、重篤なけいれんにまでいたるのです。処方18にはこのような危険な処方例を示します。

〈処方 18〉 45 歳の男性

メナミン SR カプセル（150 mg） 1 カプセル 1 日 1 回 朝食後 14 日分 フルマーク錠（200 mg） 2 錠 1 日 2 回 朝夕食後服用 7 日分

この現象は、ヒトが持つ生命の営みのある脳感受性が他の薬の併用によって異常に高まってしまったことによるのです。症状としては、「けいれん」ですのでかなり重篤な副作用ということになります。

具体的に薬育にどうつなげるか？

本項で述べてきた薬物体内動態学に関する基礎的な教育コンテンツをどう具体化するか考えなければなりません。それを理解するための簡単なモデルを用いたシミュレーション実験をご紹介しましょう。

まず、生体の構成成分について見てみましょう。個体↓臓器組織↓細胞↓オルガネラ↓

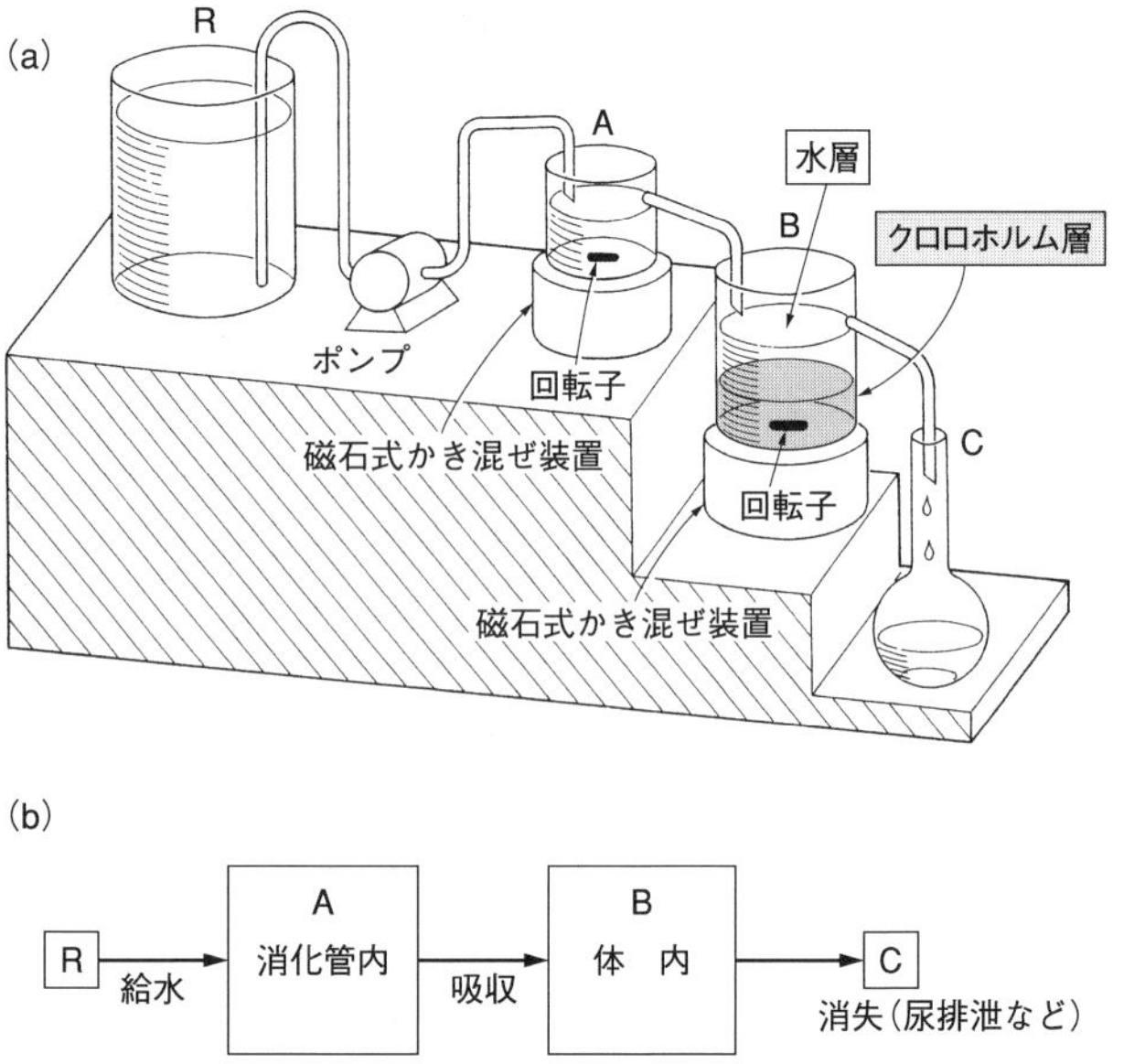

図2-16　(a) 薬の動きのアナログ実験装置　磁石式かき混ぜ装置でビーカーの中に入った回転子を回して薬の溶液をかき混ぜる．(b) 実験装置に対応するコンパートメントモデル

タンパク質や脂質などの分子…へと、生体はだんだんミクロに分解してみていくことができます。オルガネラとは細胞を構成している小器官であり、ミトコンドリア、小胞体、核などがあります。現在の技術では、それぞれのステップで薬の動き、はたらきをモデル化することが可能になっています。さらにコンピュータを用いて、それをシミュレートすることも可能となっています。薬を経口投与したとき、静脈内へ注射したとき、皮膚に塗布したとき、どのようなプロフィールで血液中に薬が現れるか、肝臓中、腎臓中、脳中などの臓器組織中の濃度はどうなるか、レセプター（薬物作用を惹起する受け皿のようなもの）にどの程度結合し、

薬理効果あるいは副作用がどのような強度で起こるか、など全部計算できてしまうのです。もちろん、各ステップの動き、はたらきを規定する要素の値（パラメータ）が具体的に明らかになった場合ですが。

まず、導入編として、最も簡単なシミュレータを活用したコンテンツを紹介しましょう。実験を想定した場合には、アナログ実験装置を組み立てることが必要となります。薬としては麻酔薬のチオペンタールナトリウム（商品名 ラボナール）を用いる場合を考えてみます。

①まず、図2-16の(a)に示したアナログ実験装置を組み立てます。これらの装置は薬を経口投与後の動きをあらわすモデルのひとつである、「1-コンパートメントモデル」（全身を一つの部屋とみなすモデル、図2-16の(b)）を可視的に具体化したものです。コンパートメントモデルとは、生体の臓器組織を、そこを流れる血流速度、容積や薬の移行性などの違いによって一つまたは複数の部位（コンパートメント）に仮想的に分けたモデルのことです。たとえば、血流が速く小さい容積の臓器組織と血流が遅く大きな容積の臓器組織はそれぞれ別のコンパートメントということになります。

②次に一〇〇μg／mlチオペンタール溶液一〇〇mlをビーカーAに入れ、攪拌器で静かに混ぜます。これは腸からの吸収を想定したモデルで、ビーカーAからビーカーBへの薬物の移動は吸収過程を想定しています。

③ビーカーBに水二八〇mlを入れ、同様に攪拌器で混ぜます。ビーカーBが実際の体をイメージし

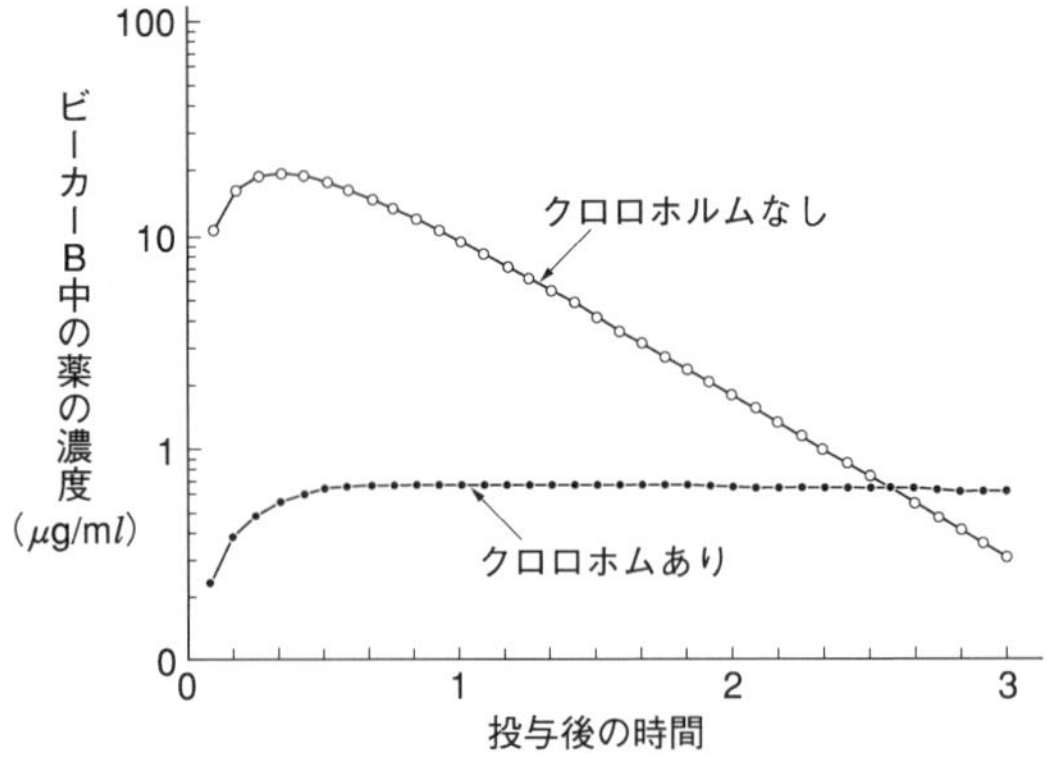

図 2-17　図 2-16 のビーカー B（体に相当する）における薬の濃度の時間変化

ています。ビーカーBからフラスコCに水が出ているのは、尿からの排泄を想定しています。

④ビーカーRには十分な量の水を入れておきます。これは水を経口投与して補給することを想定しています。

⑤ポンプの流速を毎分八mlに調整します。これは体への水の摂取と、同量の尿への排泄を想定しています。

⑥装置がセットできたらポンプのスイッチを入れて実験を開始します。実験開始後、三〇分後までは三分おきに、三〇分から六〇分後までは五分おきに、六〇分から一八〇分後までは一〇分おきに、ビーカーBより〇・五mlを採取し、これに水四・五mlを加えサンプル溶液とします。これは血液を採取したことを想定しています。

⑦サンプル溶液中の薬の濃度を測定します。

⑧次にビーカーBに水二八〇mlのかわりに水一四〇mlと有機溶媒（クロロホルムなどで油層を作る）一四〇mlを入れて、①～⑦の実験を同様に行い、ビーカーB中の水層中の薬の濃度を同じように測定します。このとき、攪拌下でも上層の水、

下層のクロロホルムとの二層の分離はうまくいっているものとします。

この実験から得られたビーカーBにおける薬の濃度の時間変化を図2-17に示します。濃度の対数値をとったグラフですが、徐々に薬が吸収されている状態を反映して濃度が上昇していき、その後排泄を反映して徐々に濃度が低下しています。実際のヒトで見られる現象と同じです。

またビーカーBに有機溶媒（クロロホルム）を半分入れた場合には、水層中からの薬の消失は遅延し濃度の半減期は明らかに延長しています。ここで有機溶媒は油に溶けやすい薬が高濃度で分布する臓器組織を想定しています。図2-17では、水層中の濃度に比べて約一〇〇倍の濃度で有機溶媒に分配する薬を想定しています。実際にチオペンタールという薬は油に溶けやすく、脂肪組織にきわめて集まりやすいのです。このような薬の場合は、いったん脂肪組織など（有機溶媒のクロロホルム層）に入った薬は、徐々に血液中（水層）に出てきます。したがって、図2-17のクロロホルムありの場合のように、徐々にしか消失していかないようなプロフィールになるのです。

この簡単なモデルは実際の生体の状態を表現するには単純すぎます。臓器・組織をつなぐ血液循環のネットワークは複雑ですが、薬の動きとはたらきを表現する立場からすると、すでに示した図1-12のモデルで十分表現することができます。このモデルのコンパートメント（部屋）は、実際の臓器組織である肺、脳、心臓、肝臓、腸、腎臓、筋肉、皮膚、脂肪組織、膵臓、脾臓、動脈血、静脈血などからなり、さらにそれらの配列は実際のヒトにおける循環ネットワークに従って正確に構築されています。これは生理学的薬物動態モデルと呼ばれています。これらは図2-16で示した簡単なモデルをより複雑にしたものですが、ビーカーとポンプを用いてアナログ実験装置を作ることができるし、実際に薬を入れて実験を行うこともできます。まさに化学工学の実験です。

しかし、わざわざこのような実験を実際に行う必要はありません。図2-16のモデルはもちろん、図1-12のモデルも実は机の上でコンピュータを使って計算可能なのです。具体的には、図1-12のそれぞれのコンパートメント（部屋）について薬の動きに関する連立の微分方程式を立て、コンピュータで数値計算してそれぞれのコンパートメント中の薬の濃度を求めることができます。これによりどこにどのように薬を投与しても、どこにどのような解毒代謝、排泄過程や分布過程があってもすべて計算して答を得ることができます。この計算はもちろんパソコンでも可能であり、現在のパソコンを用いればこの程度の数値計算に要する時間はものの数分です。

このモデル計算のために必要な基本情報（パラメータ）は、「臓器・組織を流れる血流速度」、「臓器・組織の容積」、薬の臓器・組織への移行、分布のしやすさを表す「臓器・組織中の薬の濃度／血液中の薬の濃度の比率」、「臓器・組織における吸収、分布、代謝分解、排泄の速さ」などです。これらのパラメータさえわかれば計算できるのです。これらの値は、薬によっても違うし、ヒトの生理的な状況の変化、病気による変化によっても違ってきます。このモデルを使用すれば、先に取り上げた、動物種差の問題、服用回数・服用時期の問題、腎臓・肝機能の問題、薬の飲み合わせの問題などをシミュレーションして理解することができます。もちろん、各ステップの各パラメータが明らかになればの話です。われわれ薬物動態研究にたずさわっている者は、これらパラメータを各薬物で正確に見積もるために日々努力しているといっても過言ではありません。

コンピュータやシミュレーションに興味のある方はこうした研究テーマに是非チャレンジしていただきたいと思います。

エピローグ――真の医薬分業と安全のために

本書では、国民のみなさん方に考えていただきたいこと、学んでいただきたいこと、やっていただきたいことを綿々と述べてきました。

最後に、私が読者の皆さんに最もお伝えしたかった三つのこと、すなわち、「自分自身で身を守る」と「説明を理解して、そして関心を持つ」、そして、私の提案を実現するための実際の行動としての「国民の安心安全を確保する『投薬ミス予測システム』プロジェクト」について再度まとめることで、本書のエピローグにかえたいと思います。

(1) 自分自身で身を守る

処方ミス、あるいは副作用などのトラブルの発生や悪化は、多くの場合、患者自身の行動によって事前に防止することができます。したがって、自分で自分を守るという意識が重要なのです。

患者が実践できる投薬ミス防止策

患者自身が自分の疾患や使用する薬のことを認識しているか否かによって、医師の処方ミスが、薬剤師に認識される過程に違いが生じる例を示してみましょう。

患者さんは、上の処方せん（処方1）を持って開局薬局を訪れました。タリビッド錠（一般名 オフロキサシン）は抗菌剤で、この処方せんには一錠当たりの有効成分（規格）は記されていませんが、日本では一〇〇mgしか市販されていませんので、この点は問題ありません。ただし、用量は通常より少なめ（半分程度）となっています。また抗菌剤を就寝前に服用するというのもあまり一般的な処方ではありません。そこで、顔なじみの薬剤師は、患者さんにいろいろと質問しました。

〈処方1〉65歳の男性

タリビッド錠　2錠　1日2回　朝食後・就寝前　5日分

薬剤師「今日は抗菌剤が出ていますが、どうなさいましたか？」
患　者「ちょっとおなかの具合が悪くてね」
薬剤師「下痢されていますか？　薬のことは何か聞いておられますか？」
患　者「下痢はしていないけど、胃が痛くてね。薬については何も知りません」

薬剤師はまず、患者さんがおなかの具合が悪いと聞いて、感染症による下痢を起こしたために、抗菌剤のタリビッドが出ているのではないかと考え、確認のために質問しています。

ところが、患者さんの訴えと処方内容とはどうもピッタリと一致しません。にもかかわらず、患者さんは、あまり病気や薬のことについては関心がなさそうで、薬剤師にはそれ以上のことを話しませんでした。

薬剤師はいろいろと考えを巡らせ、「もしかすると、医師はタリビッド錠ではなく、胃の痛みを治療するための別の薬剤、タガメット錠（一般名 シメチジン）を処方しようとしたのでは？」と疑ったのです。タリビッドとタガメットは名前が似ているので間違えたのではないかということです。そこで念のため薬剤師は、医師への確認を行うことにしました。

薬剤師「今日は、胃が痛いということでいらっしゃったのですね？ ちょっと先生に確認したいことがありますので少しお待ちくださいね」

電話により、以下のような医師への確認（疑義照会）を行いました。

薬剤師「○○さんは胃が痛いといわれていますが、抗菌剤のタリビッド錠でよろしいのでしょうか？」

医　師「ごめんなさい。タリビッド錠ではなくてタガメット錠（処方2）でした。名前が似ていたのでうっかりしました。どうもありがとう」

〈処方 2〉

タガメット錠（200 mg） 2錠 1日2回 朝食後・就寝前 5日分

処方は処方2のように変更になりました。

薬剤師は、患者さんに対して処方の間違いを告げ、次のように説明しました。

薬剤師「申し訳ありません。こちらのミスで、先生はタガメット錠という胃の酸を抑える薬を出されたつもりだったのですが、タリビッド錠という菌を殺す薬の名前が書かれておりました。よく似た名前ですので間違ってしまったのです」

ここで紹介したのは実際に起こった例であり、薬剤師が処方をきちんとチェックしてくれた例です。

次に、少し違った患者さんを想定してシミュレーションしてみましょう。

薬剤師「今日のお薬は感染症のお薬です。（以下、薬に関する説明を続ける…）」

患　者「今日はちょっと胃が痛くてかかったのですが、ストレスによる慢性胃炎から胃潰瘍になりかかっているといわれました。そのため、胃酸をおさえる薬を出すとおっしゃっていました。いろいろ説明を聞いたのですが、感染症などとはいわれませんでしたけど」

薬剤師は、処方の内容と患者さんの話が明らかに一致しないことがすぐにわかりました。この患者さんは、自分の疾患、薬に強い関心があり、薬剤師による薬の説明がおかしかったので大変に気になったのです。ここで、患者さんの病名も慢性胃炎であるとわかりました。そうなると、医師が処方したかったのは、タリビッド錠ではなく、薬名が似ているタガメット錠に違いないと、薬剤師は確信できました。そして、医師への確認事項があることを患者に告げました。あとのプロセスは同じです。

最初に掲げた実例は、自分の病気や薬についての関心が高くないタイプの患者さんであり、後者のシミュレーション例はそれらをよく認識しており、強い関心のあるタイプの患者さんです。実例では情報に不確定な部分が多くあります。幸い前者の例でも、薬剤師は医師のミスを見出すことができましたが、薬剤師の能力によっては、ミスを捉えることができないかもしれません。たとえば、新人の薬剤師であれば、何も考えずに医師の処方せん通りに調剤して、誤った薬を患者さんにそのまま交付したかもしれません。

しかし後者の例では、患者さん自身が病気の内容と処方された薬の内容を、医師による診察の中からきちんと把握しており、それを的確に薬剤師に伝えていますので、薬剤師が即座に処方ミスを確信できたのです。これなら、新人薬剤師であっても処方ミスであることはほぼ一〇〇%わかるはずです。このように、患者の自分の疾患、自分の服用する薬に対する関心と認識が高いほど、医療ミスや投薬ミスを回避できる可能性が高くなるのです。

患者自身ができる副作用監視

次の例では、患者さんは高コレステロール血症のために次の薬剤を半年間ほど服用していました。

（診察室で）初回

医　師「この種の薬にはいくつかの副作用があります。筋肉の痛み、脱力感、手足のしびれ・痛み・腫れ、赤褐色の尿などがあらわれたらすぐ連絡してください」

患　者「はい、わかりました」

（薬局で）初回

薬剤師「医師からお聞きのことと思いますが、この種の薬ではまれに筋肉痛が生じたり、オシッコが褐色となることがあります。もしもそのような症状がでましたら、副作用の可能性もありますので、薬剤師か医師にすぐに連絡してください」

患　者「はい、わかりました」

（自宅からの電話で）服用開始から半年後

患　者「最近、オシッコが茶色ぽくって、体もだるいのですが、薬の副作用が出てきたのでしょうか？」

〈処方 3〉 55 歳の男性

リポバス錠（5 mg）　1 錠　1 日 1 回　就寝前服用　14 日分

薬剤師「服薬を中止して、すぐに病院にかかるようにしてください」

ここで取り上げたリポバス（一般名 シンバスタチン）という薬には、横紋筋融解症という副作用があります。自覚症状としては、筋肉の痛み、脱力感、手足のしびれ・痛み・腫れ、赤褐色の尿などがあげられます。筋肉の細胞が壊れて、その成分が血中へ流出した病態です。その際、ミオグロビンというタンパク質が大量に流出するので、腎臓の尿細管という部位に負荷がかかり、急性腎不全を併発することが多いのです。まれに、呼吸筋が障害され、呼吸困難になる場合があります。発症した場合は、血液透析などの処置が必要となります。初期症状に気がついた時には、すぐに服用を中止して、しかるべき処置を行う必要があります。このように、重篤な副作用なので注意が必要です。

この患者さんは、半年後も、説明を受けた副作用の初期症状を忘れずにいたために、それを薬剤師に申告し、適切な対処が可能となったのです。しかし、もし、医師や薬剤師による注意の重要性を認識していなくて、「褐色尿なのは、飲む水の量が少ないからだろう」とか、「だるいのは最近仕事が忙しくて疲れ気味だからだろう」などと考えてしまうと、そのまま薬を飲み続けることになり、横紋筋融解症が進展して取り返しのつかない状況になりかねません。患者自らが身を守るためには、医師や薬剤師の説明をしっかりと聞いて、わからないことは質問して答えを得て、納得して薬を服用することが必要です。ここで取り上げたリポバスは HMG-CoA 還元酵素阻害剤と呼ばれるもので、同系統の薬剤として他に先発医薬品が五種類（プラバスタチンナトリウム、フルバスタチンナトリウム、アトルバスタチンカルシウム水和物、ピタバスタチンカルシウム、ロスバスタチンカルシウム）販売されていますが、すべてに横紋筋融解症の注意が喚起されています。

(2) 説明を理解して、そして関心を持つ

先ほどの、タリビッドとタガメットの処方ミスのケースをさらに一般化して考えてみたいと思います。

まず、問題のある処方が薬剤師にとって「表面化する場合」と「表面化しない場合」を考えてみましょう。ここでいう問題のある処方とは、薬剤師が医師に確認をしなければならない処方だけではなく、よりよい提案をすべき処方も含まれます。こうした問題には、薬剤師が、調剤の際や患者に説明する際に気がつくことがあります。この時は、薬剤師は医師に確認を行います。また患者が薬を受け取った後で疑問を持ったり、服用して体調の変化に気がついたりした場合には、薬剤師に連絡することがあります。先ほどのリポバスの例がそれです。その場合もまた医師に確認を行います。場合によっては、患者から医師に直接連絡があることもあるでしょう。なお、このとき、医師から薬剤師に連絡がなければ、薬剤師はそれが問題のある処方であったことに気づかないことになるわけです。

さて、それでは問題のある処方は、すべて医師か薬剤師によって把握され、確認され、対応がとられているのでしょうか？

患者が抱え込んだ事例は多い？

もし患者自身が体調の変化を感じても、それが不適正な処方によるものであると気がつかなかったり、薬による問題点であることに気がついていても、医師や薬剤師に連絡をしなかった場合、医師や薬剤師はその処方に問題があったことに気づきません。これは十分に考えられるケースです。たとえば、「薬のせいではないかというと医師や薬剤師からしかられるかもしれない」「薬には副作用はつきものだから我慢しよう」「この薬が原因かもしれないからとりあえず飲むのは止めて、医師や薬剤師には飲んだことにしておこう」「とにかくお医者さんや薬剤師さんのしてくれることには間違いがないだろうから我慢しよう」といった具合です。

医師が書いた処方せんのうち二％強が、薬剤師により疑問があるとされ、医師に対する確認（疑義照会）が行われた、というデータが報告されていますが、それは、問題のある処方せんのごく一部にしかすぎない可能性があります。実際にはもっと多くの「問題のある処方せん」があるのに、それが見逃されてしまっていることも十分に考えられます。

もちろん、実際にこれを証明することは大変に困難です。カルテによる調査、患者インタビューなど、医師や薬剤師だけではなく、患者やその家族の完璧な協力が必要となりますので、日本ではなかなか行えない調査研究です。薬剤師から医師への疑義照会率が二％から増加することによってはじめて明確になるかもしれません。

また「育薬」が不十分であったことによって生ずる問題も考慮に入れなければなりません。きちんとした育薬研究を行っていれば、新たな医薬品適正使用法がわかったはずであり、それを適用していれば、不利益を患者に与えずにすんだかもしれないのです。こうした点までをも「問題のある処方せん」に含めたら、その割合はかなりのものになるかもしれません。

真の医薬分業はまず患者、医師、薬剤師の意識改革から

ここで「問題のある処方せんを決して見逃さないためにはどうしたらよいか」を考えてみましょう。これには、処方せんチェッカーである薬剤師の力が欠かせません。薬剤師は処方せんのチェックを行い、問題がある、または問題がある可能性がある処方せんを見つけた場合には、医師に確認（疑義照会）を行います。ですから、薬剤師にきちんと処方チェックと疑義照会をしてもらえるような体制を整えればよいのです。

ところが、薬局の薬剤師は、処方せんを受け取ったとしても、そこに患者の病名が書かれていないので、病名を知らないケースが大半です。これが、医薬分業に対する批判の根拠の一つとなっています。つまり「病名も知らないで処方チェックや服薬指導ができるのか？」という批判です。

しかし、病名がわからなくても、過量投与、重複投与、問題となる併用投与はチェックできますし、処方薬の内容や患者インタビューから病名はかなり推定できます。さらに副作用・有害事象は薬剤そのものから適正に把握できます。もちろん、将来処方せんに病名が記載されることになったり、ＩＣチップ搭載のカード、磁気カードや健康手帳、お薬手帳などに既応歴・現病歴や投薬内容などが記載

されるようになれば、すなわち患者情報が一元的に取り扱われるようになれば、薬剤師による処方チェックも今よりも格段に充実したものになります。逆に、極論としては、完璧な医療情報システムができ上がれば、薬剤師によるチェックは必要なくなるという意見もあるでしょう。しかし、こうした物的な環境や最先端のシステムがなくても、現状のままで処方チェックを充実させることは可能なのです。そのキーワードは「インフォームド・コンセント（informed consent）」と「ゲット・ジ・アンサーズ（get the answers）」、つまり「医師や薬剤師による病気と薬の説明とそれに対する患者の十分な理解」と「患者自身の病気・薬に対する関心」です。

米国においては、インフォームド・コンセントは、医師と患者が治療の目標を共有して、その目標に向けて治療計画を共同で作っていくプロセスと理解されています。これに対して日本では、単に一方的に説明して理解を得るという、形式的な側面しか捉えられていないのではないでしょうか。インフォームド・コンセントは診療をガラス張りにすることにもなるため、トランスペアレンシー（transparency、透明性）とアカウンタビリティー（accountability、説明責任）を実践していることにもなります。

「インフォームド・コンセント」という言葉の代わりに、最近米国では、「シェアード・ディシジョン（shared decision）」という言葉が流行っているそうですが、この言葉には、「医療とは患者とともに歩むプロセスだ」という考えが込められています。ともに歩むためには、患者は、自分の病気と使用している薬に対して強い関心を持っていなければなりません。

それでは、日本においては、患者は病気や薬に対して果たして関心があるのでしょうか。すでに述べましたが、日本人の医療へのかかわり方は「おまかせ医療」なのです。医師が診断の内容や治療方針について説明しても、多くの患者は、「難しいことはよくわかりませんから、先生におまかせします」と答えます。この問題については、柳田邦男氏が文芸春秋（二〇〇一年四月号）で次のように述べています。

「診断内容についても治療法についても、十分に理解するには、かなり専門的な知識が必要とされるようになっている。肝臓病の悪化度を示すポピュラーな用語ＧＯＴ、ＧＰＴの値などは序の口である。そういう理解なくしては、病気を背負っての人生設計などと言っても、展望を開くことができない。自分の命であり、自分の人生である。病気に立ち向かうには「患者のプロ」となって、情報戦を勝ち抜く必要がある。」と。

また一方で、「おまかせ医療」と「自己決定医療」のほどよいバランスが大切であるともいわれています。おまかせ医療はパターナリズムの医療として批判されるが、その良い面もあるというのです。自己決定医療だけでは患者は必ずしも幸せではなく、おまかせ医療とのほどよいバランスが必要ではないかとの意見です。とはいっても、患者が病気や薬にあまり無関心だと、医療従事者が患者から得る情報も自ずから不十分なものとなり、その後の対応が取りにくくなります。一体どうしたらよいのでしょうか？

医師から処方せんをもらったら、薬の飲み方などを尋ねようという「ゲット・ジ・アンサーズ」運動が米国で始まったのは、一九八三年一〇月からですから、すでに二〇年以上の実績があることになります。この運動が行われることになったきっかけは、一つには患者が処方された薬を指示されたとおりに飲まなかったり、誤った飲み方をしたために起きる病気や入院の長期化に対処したり、そして薬の副作用を治療するために、多額の医療費が支出されているという調査結果が発表されたためです。もう一つの理由は、医師や薬剤師などの医療従事者と患者の間で、薬の説明についての意識のギャップが大きいことが明らかになったことです。両者に対して行われた別々の調査で、医療従事者は患者に十分な説明をしていると考えているのに対して、患者側の調査ではほとんど説明を受けていないと思っているという結果が出たのです。

医療において最も重要なのは医師・薬剤師と患者の信頼関係であり、そのためには十分な対話が必要です。この点、インフォームド・コンセントは重要ですし、患者も医療従事者に質問して答えを得ることが必要です。薬に関しても納得できるまで尋ねる（この薬の名前は?何に効くの?飲むときに注意することは?副作用は?他の薬や食べ物との飲み合わせは?）と同時に、薬を飲んで自分の体に起きた変化についての情報を医療従事者にフィードバックすることが大切です。このような行動が副作用を未然に防ぐことになり、病気を早く治癒させることにつながるのです。薬のことだけではなくて、もちろん自分の病気のことについても、疑問点は解決できるまで医師に質問して答えを得ることが必要です。

ここで興味深い話があります。ある薬剤師が患者から「薬の説明なんかいらない。説明書もいらない。余計なことはしなくていい。余計にお金がかかるのだろう？」といわれたそうです。この患者は無料なら説明を受けて説明書をもらったかもしれませんし、そうではなくて、無料でも薬剤師の説明などには見向きもせず、医師を一〇〇％信じている方だったのかもしれません。いずれにしても、日本には「情報はタダ」という風土があります。

しかし、患者の中に「情報は降って湧いてきたものではない。それを作り上げるために全知全能を振り絞って、貴重な時間と経費がかかっている。だからそれに対して料金を払うのは当たり前だ」という考えができ上がっていないと、情報提供に対価を支払うことの意義を理解するのは難しいことかもしれません。

ただし、欧米では薬剤師による薬の説明に料金など払われていないといいます。これは欧州の医薬分業、数百年の歴史の中で「薬剤師による薬の説明など当たり前のこと」として捉えられてきたからではないでしょうか。日本では百数十年の薬学の歴史の中で医薬分業率（保険調剤における処方せん受取率）がやっと五〇％程度、薬局で薬の説明が始まってから一〇年程度ですから、薬の説明をいわゆる「薬の情報」と捉えて近代的視点から対価を設定したのでしょう。

それから日本では「薬の情報は患者自身の身を守るために必須である」ということも認識されていません。「薬には副作用がつきものである、もし副作用を放置すれば危険な状態になってしまう、その症状を訴えることができるのは患者自身しかいない、自分の身は自分で守る」というように「薬の情報」の重要性について、きちんと認識しておく必要があります。欧米と違って日本の患者は、「薬の情報」がいかに重要かという認識が欠けているように思えます。

このような患者、医師、薬剤師間のインフォームド・コンセントとゲット・ジ・アンサーズが充実してくれば、薬剤師による処方チェックの内容がより高度で高精度なものとなるでしょう。その指標としての疑義照会も二%から増えるかもしれません。すなわち、患者、医師、薬剤師の三者が、ともにお互いに対する意識や、疾患や薬に対する意識を根本的に変えれば、今までにない新しい医療が生まれてくるのでないでしょうか。問題は患者、医師、薬剤師いずれの意識レベルも、グローバルスタンダードに達していないということであり、医療の先進国としてはとても恥ずかしいことであると考えます。しかし日本でも徐々にではありますが、このような考え方が患者、医師、薬剤師に芽生えてきているようです。

(3) 国民の安心安全を確保する「投薬ミス予測システム」プロジェクト

筆者は、現在、国民の安心安全を確保する「投薬ミス予測システム」プロジェクトを展開しています。そのために二〇〇六年に、特定非営利活動法人（ＮＰＯ法人）「医薬品ライフタイムマネジメントセンター」（http://www.dlmc.jp/）を設立しました。

このプロジェクトでは、理系から文系までの幅広い学問分野が協力して、薬物治療に関するヒヤリハット（インシデント）・ミス（アクシデント）事例を収集し、解析することで、医薬品が関係した医療ミスを未然に防ぐことを目指しています。さらに、従来予測できなかった新たな原因による事例も含めて「薬物治療アクシデント・インシデントのライブラリー」を構築し、「リスク管理文化」の糧とするのです。

最先端の薬物療法がどこかへ吹っ飛んでしまう

すでに解説してきましたように、最近はテーラーメード医療、ドラッグデリバリーシステムなどといった、最先端の医学・生命科学に基づく薬物治療が脚光を浴びており、国家レベルでも推進されています。筆者も、こうした領域の専門家として、患者個人個人において最小の副作用の中で最大の治療効果を得るための研究を推進し、テーラーメード医療実現の一翼を担ってきました。しかし、すでに述べましたように、医療現場においては、こうした最先端の薬物治療などどこかへ吹っ飛んでしまうような、投薬ミス、ヒヤリハットといった問題が、毎日のように生じています。

全国医療現場からの情報収集・提供システム

筆者は、すでに本書（39頁）で説明したように、そのような問題事例を現場から収集し、医学・薬学的観点から解析を行ってきました。具体的には、薬剤師間情報交換・研修システム（i-Phiss）を構築・運用してきました。これは、医療現場の薬剤師から、さまざまなヒヤリハット・ミス事例を収集し、それらに薬学的な解析、解説を加え、教育研修の見地から再編集し、再度登録者に配信するシステムです。昨年からは医師を対象に同様のシステム（40頁、i-Mediss）の運用を開始しました。

投薬ミスはなぜ起こる？どう解決する？

投薬トラブルの要因として、医師、薬剤師などの知識不足を指摘する声が多いのも事実です。しかし、実際に集まった事例を解析してみると、知識だけでは解決されない問題が山積していました。それらのうち、薬剤の取り違えによる投薬ミスや、薬の飲み合わせの問題などの「モノ」の問題については（本プロジェクトとは直接関係ありませんが）、医薬品等に電子タグを付けてきちんと管理するといった対処により、一気に解決がつくと考えられ、筆者も積極的に研究に取り組んでいます。

しかし一方で、医療従事者や、患者、あるいはその両者間に横たわる、社会的、人間科学的問題が原因になっている事例も、非常に多いのも事実です。たとえば、両者には健康の維持や疾患の治療という共通目的がありますが、医療従事者が選択した治療方針が患者の希望と一致していなかったり、薬物治療に対して患者が抱いている期待、誤解などを医療従事者が理解していないことなどは、問題の原因となります。その結果、たとえば、医療従事者が、適切な説明などを行わず、結局患者が薬を正しく服用しない、などといったことになります。すなわち、人間同士のコミュニケーションや態度といった側面を抜きにしては、薬物治療上の問題は解決できないのです。こうした問題を解決するのが、本プロジェクトの大きな目標のひとつということになります。

そのためにはまず、医療従事者側、患者（医療消費者）側それぞれ、または両者相互の関係から生ずるトラブル事例を全国規模で収集し、その要因を多面的に分析しなければなりません。分析にあたってはもちろん薬学的アプローチは必須ですが、人文・社会科学からのアプローチも欠かすことができません。すなわち、文理融合研究によりはじめて可能となるのです。

最終ゴールはアクシデント・インシデントの事前予測とライブラリーの構築

多数の事例の要因を薬学と社会科学の両面から解析し、分類・整理し、「薬物治療アクシデント・インシデントトライブラリー」を構築します。そこにおさめられた事例を、薬物治療の段階にしたがって分類し解析することで、トラブル事例の共通点やパターン、法則性を見出し、今後発生するおそれのあるトラブルを予測するためのシステムを構築します。また、構築したライブラリーをもとに、適正な薬物治療の実現に必要な情報を、医療従事者、患者それぞれのリテラシーに合わせて再編集し、社会にフィードバックするのです。さらに、発生が予測される事例について、医療従事者や患者に事前に提供し、その効果について検証することになります。また、これまで予測できなかった新たな原因によるアクシデント・インシデントを収集し、未来のリスクマネジメント文化の糧とするのです。

これらによって、医療従事者にとっても患者にとっても使いやすくミスを招き難い、より優れた新医薬品を創製するための提案を、製薬企業などの創薬現場にフィードバックすることも可能になると確信します。

あとがき

「育薬と薬育」について、ここまで淡々と筆が動くままに書いてきて、あらためて疑問に思うことがあります。それは、「国民は、なぜ、薬への関心が低いのか?」ということです。もちろん、元気いっぱいの若者に対して関心を持てといっても、体の調子が悪くて困っているわけでもありませんし、薬も飲んでいないのですから、無理かもしれません。しかし、今、病気で苦しんでいる患者さんとその家族ですら、意外と関心は低いのです。

患者さんの薬への関心が一気に高まるのは、不幸にも本人や身近な方が薬害や副作用に見舞われたときや、その方の疾患が悪化して、もっとよい薬物治療法がないものか、と考えたときでしょう。しかも、このような患者さんとその家族も、全体からみるとごく一部ではないかとすら思います。

大学で長年にわたり薬学の教育研究を行っている筆者としては、すべての一般国民が薬に対して関心を向けていただけるようなよい方法はないものかと日々考えている次第です。

そんな筆者にとってとてもうらやましく思っている科学系の学問分野があります。天文学や考古学などです。天文学なら「宇宙の年齢は何億年か」、考古学なら「石器時代は何十万年前から始まったか」が研究テーマの一つだとしましょう。果たしてこのようなテーマは社会のどの場面でどう役にたっているのでしょうか？「そんなことがわかって、何になるの?自己満足ではないのですか？」といわれる方がいるとしたら、それは大きな間違いです。男であろうが女であろうが、小さな子供からお年寄りまで、さまざまな生活の場面で、これらの研究結果は大きな「夢」を与えてくれるのです。この複雑でストレスだらけの現実の社会から一時的に離れて、何十万年前から何億年前まで宇宙のロマン、人間のロマンに思いを馳せることができるのです。

天文学や考古学はロマンで人々を惹きつけるとして、では、薬学は人々を何で惹きつければよいのでしょうか？　筆者は、薬学の基盤となっている本来の「総合科学」としての面白さを前面に出したアプローチが最もよいと考えます。若者にとって無味乾燥な、まったく興味の対象となりえない「薬の使い方、薬の知識」などは退場してもらった方がいいのではないでしょうか。薬学は、すでにおわかりのように物理学、生物学、化学、医療、社会科学などすべてを包含した総合科学であるといっても過言ではないのです。ですから、大学薬学部、薬系大学で行われているさまざまな総合科学としての薬学の研究を、わかりやすく一般社会に紹介することにより、老若男女、とくに若い人にもっと科学の楽しさを知ってもらえるような機会を提供し、支援していくことが重要ではないかと思っています。薬学は医療という実学中の実学であると同時に、その基盤は基礎科学でもあることから、薬学ならではの興味深い教育コンテンツを作ることができますし、それに基づく教育も実践できるのではないかと思っています。

このような活動に大学における薬学の研究者・技術者が積極的に参加することにより、今、日本の科学の深刻な問題となっている「理科離れ、科学離れ」に歯止めをかけ、理科に対するきちんとした知識・技能・態度を持ってもらうことが可能となり、ひいては、薬や医療への興味、関心が深まっていくのではないだろうかと思うのです。テレビの健康バラエティー番組などに対する国民の反応を見ると、医療や健康科学を知ることに対する潜在的な需要を感じる一方で、国民の科学的な思考力、判断力は非常に不足していると痛感せざるを得ません。こうした潜在的需要に応え、問題点に対応することができるのも薬育ではないでしょうか。

一方で政府も、科学技術への国民の理解と支持を獲得するためには、その基本として、科学技術の成果を国民へ還元することのみならず、これをわかりやすく国民に説明していくことが重要であると認識しています。具体的に述べますと、科学技術基本計画（閣議決定）では、「研究者等と国民が互いに対話しながら、国民のニーズを研究者等が共有するための双方向コミュニケーション活動である『アウトリーチ活動』を推進すべきこと」を提言しています。まさにこの国の基本計画と著者の提言は一致しています。とくに、薬学においては、薬育は、本来のアウトリーチ活動の目的だけではなく、将来、国民が病気になって薬物治療の世話になったときに、患者として医薬品適正使用・育薬を履行するにあたっての基盤を提供するのです。

本書は、国民の「育薬と薬育」への理解を深めてもらうための指南書であるとともに、医療現場

(病院・診療所・クリニック、薬局など)、製薬現場、行政現場(厚生労働省、文部科学省など)、教育現場(大学薬学部・薬系大学、小・中・高校)に関わるすべての方々が、育薬・薬育への認識を新たにしていただくための啓発書でもあります。

とりわけ、大学薬学部・薬系大学の教員においては、それぞれの地域において、薬学の研究の成果を、住民との双方向コミュニケーションの中でそれぞれのリテラシーにあわせてわかりやすく説明し、啓発するためのリーダーとなって活動していただきたいと願っています。

私の恩師は、東京大学名誉教授の花野学先生、東京大学名誉教授の伊賀立二先生、九州大学名誉教授の渡邊繁紀先生、東京大学大学院薬学系研究科教授の杉山雄一先生です。私の薬学における研究教育の基盤を作っていただいたことに大変に感謝申し上げます。

最後に、私の荒削りのしつこい文章をきめ細かくしかも的確に校正してくださった大谷壽一君(東京大学大学院薬学系研究科准教授)に感謝いたします。また、編集の労をとっていただいた東京大学出版会の小松美加さんに心からお礼を申し上げます。

二〇〇七年八月

澤田康文

山崎幹夫 監修
望月眞弓
武立啓子 編集代表
医薬品情報学 第3版
B5判 四二〇〇円

吉森 賢 編
世界の医薬品産業
A5判 四二〇〇円

南部鶴彦 編
医薬品産業組織論
A5判 五〇〇〇円

片岡一郎
嶋口充輝
三村優美子 編
医薬品流通論
A5判 三八〇〇円

ここに表示された価格は本体価格です。御購入の際には消費税が加算されますので御諒承下さい。

澤田康文（さわだ・やすふみ）

薬学者．東京大学薬学部卒業．米国国立衛生研究所研究員，東京大学医学部助教授，九州大学大学院薬学研究院教授を経て，2005年から東京大学大学院情報学環・薬学系研究科教授．著書には『薬剤予測学入門』（薬業時報社，1993），『薬の飲み合わせ』（講談社ブルーバックス，1996），『この薬はウサギかカメか』（中公新書，1997），『薬と食の相互作用（上・下巻）』（医薬ジャーナル社，2005），『処方せんチェック虎の巻』（監修，日経BP社，2003），『ヒヤリハット事例に学ぶ服薬指導のリスクマネジメント』（日経BP社，2005）など多数．

薬を育てる　薬を学ぶ

2007年9月5日　初版

［検印廃止］

著　者　澤田康文

発行所　財団法人　東京大学出版会

代表者　岡本和夫

113-8654　東京都文京区本郷7-3-1
電話　03-3811-8814　FAX　03-3812-6958
振替　00160-6-59964

印刷所　新日本印刷株式会社
製本所　株式会社島崎製本

ISBN 978-4-13-063400-7　Printed in Japan

索引

医薬品名（商品名，一般名）については，付録 3 を参照のこと．

ア行

i-Phiss　40, 184
i-Mediss　40, 185
アカウンタビリティー　179
アクシデント　93, 118, 184
アスピリン　vi, 23, 121, 155
アニマル・スケールアップ　139
アルコール　133
アルツハイマー病　24
育薬　ix, 5, 7, 13, 22
　——ボランティア　92
一般用医薬品　→　OTC 医薬品
一包化調剤　73
医薬品安全性監視　21
医薬品医療機器情報提供ホームページ　101
医薬品開発　30
医薬品情報　4, 16, 22, 30
医薬品適正使用　18, 38
医薬品名類似名称検索システム　62
医薬品ライフタイムマネジメントセンター　40, 183
医療ミス　55, 94
医療用医薬品添付文書　6, 20
インシデント　93, 118, 184
インフォームド・コンセント　179
OTC 医薬品　3, 98, 114, 121, 153, 155
おまかせ医療　78, 115, 180

カ行

川崎病　25
危機管理文化　93
キノホルム事件　4
禁忌　27, 152
くすりの適正使用協議会　103
グルタミン酸ナトリウム　109
グレープフルーツジュース　vi, 158
クロルフェニラミン　41
クロロキン事件　4
血液製剤事件　4
血小板凝集抑制作用　156
ゲット・ジ・アンサーズ　179
口腔内速溶錠　37
口腔内崩壊錠　37
高血圧症治療薬　8, 71, 141, 148
抗血小板剤　vi, 24
抗ヒスタミン薬　41, 56
高齢者　149
骨粗鬆症　24
コンパートメントモデル　163

サ行

サリシン　23
サリチル酸　23
サリドマイド事件　4
ジェネリック医薬品　49
自己決定医療　180
市販後の問題　5, 21
市販直後調査　22
ジヒドロピリミジンデヒドロゲナーゼ　27
シミュレータ　47, 163
情報リテラシー　3, 83

食育　9, 101
シロスタゾール　vi
腎臓・肝臓機能低下　147
スイッチ OTC　115
制御安全　60
製造販売後安全管理基準　21
セルフメディケーション　114
喘息　34
全米科学アカデミー医学協会（IOM）　55
創薬　15, 138
　——ボランティア　92
ソリブジン　26
　——事件　4, 27

タ行

第一相試験　17
ダイオキシン　144
第三相試験　17
代謝分解・排泄　128
大衆薬　→　OTC 医薬品
帯状疱疹　26
第二相試験　17
治験　→　臨床試験
治験審査委員会　17
チトクロム P450（CYP）　42
ツロブテロール　34
適応外使用　50
テーラーメード薬物療法　40
電子タグ　66
糖尿病　25
　——治療薬　8, 71
動物実験　14
投薬ミス　4, 5, 8, 55, 94, 170
　——予測システム　169, 183
ドラッグデリバリーシステム　35, 75
トランスペアランシー　179

ナ行

(独)日本医薬品医療機器総合機構　103
日本製薬工業協会　103
ニューキノロン系抗菌剤　154, 160
妊娠中毒　25
飲み合わせ　viii, 20, 33, 115, 151, 153, 157

ハ行

培養細胞　14
ハインリッヒの法則　95
バーコード　66
非ステロイド性抗炎症薬（NSAIDs）　157
ヒヤリハット　93, 117, 183
ヒューマニズム　107
非臨床試験　16
ファーマコビジランス　21
副作用　ii, vii, 1, 4, 5, 8, 20, 25, 32
　——監視　174
服薬ノンコンプライアンス　69
服薬不遵守　69
服用回数　141
服用時期　144
併用禁忌　152
β 遮断剤　ii
ボランティア　88
本質安全　60

マ行

モーニング・ディップ　34

ヤ行

薬育　v, 9, 97
薬害　4
薬学教育モデル・コアカリキュラム　107, 111

薬物体内動態学　126
薬物動態学　126

ラ行，ワ

臨場感　111, 117
臨床試験　16, 90
ワークショップ　87

図出典一覧

図1-4　Lazarou J, Pomeranz BH, Corey PN : Incidence of adverse drug reactions in hospitalized patients : a meta-analysis of prospective studies. *JAMA*, Apr 15 ; **279**(15), 1200-1205 (1998)

図1-14　畑村洋太郎：だから失敗は起こる．NHK 知るを楽しむ この人この世界，月曜日，2006年8-9月，日本放送出版協会より改変．

図1-15　竹田正幸：コンピュータは文学研究を変えるか？，人工知能学会誌，**17**(3), 326-330 (2002)

図1-15，1-16　大谷壽一・竹田正幸・今田結城・澤田康文：医薬品の取り違えミスを防止するための薬名類似度の定量的指標の構築．薬学雑誌，**126**(5), 349-356 (2006)

図1-18　トーアエイヨー株式会社・アステラス製薬株式会社：「フランドルテープSをご使用の方へ」を改変．

図2-6　Lilja JJ, Kivisto KT, Backman JT, Neuvonen PJ : Effect of grapefruit juice dose on grapefruit juice-triazolam interaction : repeated consumption prolongs triazolam half-life. *Eur J Clin Pharmacol*, **56**, 411-415 (2000)

Lui CY, Amidon GL, Goldberg A : Intranasal absorption of flurazepam, midazolam, and triazolam in dogs. *J Pharm Sci*, **80**, 1125-1129 (1991)

図2-9，2-10　笹　征史・内藤　寛：抗ウイルス薬 aciclovir の単回および多回服用時の薬物動態．臨床薬理，**18**, 523-536 (1987)

図2-9　シオノギ製薬：ブロクリン錠5 mg（ピンドロール）の添付文書

中島光好・金丸光隆・植松俊彦・下岡釿雄・沢田安房・立松　洋：持続性カルシウム拮抗薬ベシル酸アムロジピンの臨床第I相試験．臨床医薬，**7**(7), 1407-1435 (1991)

図2-10　澤田康文・中村幸一・山田安彦・内野克喜・伊賀立二：病院薬剤師から臨床医への薬品情報 (4)．1日1回服用の医薬品の利点と問題 (1) 誤服薬に至る要因とそのリスクを認識しよう！．治療，**74**(3), 757-767 (1992)

小野山　薫・田中宏志・内藤説也・茨木一夫・酒見隆信・長野善明・中山眞人・原田篤実・浦江明憲・入江　伸：カルシウム拮抗薬，ベシル酸ア

ムロジピンの腎障害を伴う高血圧症患者での薬物動態．基礎と臨床，**25**(13), 4073-4090 (1991)

図 2-11　高畠利一・太田博真・山本嘉治・石田陽一・原　博元・潮木保幸・中村三郎・橋本直輝・佐々木　徹・佐藤重彦・山田裕治・太田克郎・伊勢拓之・服部　信・黒崎正夫・荒井志郎：腎機能低下患者における新抗不整脈剤 SUN 1165 の体内動態．薬理と治療，**17**(7), 3195-3205 (1989)

図 2-12　Wood AJ, Kornhauser DM, Wilkinson GR, Shand DG, Branch RA : The influence of cirrhosis on steady-state blood concentrations of unbound propranolol after oral administration. *Clin Pharmacokinet*, Nov-Dec ; **3**(6), 478-487 (1978)

図 2-13　Greenblatt DJ, Harmatz JS, Shapiro L, Engelhardt N, Gouthro TA, Shader RI : Sensitivity to triazolam in the elderly. *N Engl J Med*, Jun 13 ; **324**(24), 1691-1698 (1991)

図 2-14　Granfors MT, Backman JT, Neuvonen M, Ahonen J, Neuvonen PJ : Fluvoxamine drastically increases concentrations and effects of tizanidine : a potentially hazardous interaction. *Clin Pharmacol Ther*, Apr ; **75**(4), 331-341 (2004)

図 2-15　Bailey DG, Bend JR, Arnold JM, Tran LT, Spence JD : Erythromycin-felodipine interaction : magnitude, mechanism, and comparison with grapefruit juice. *Clin Pharmacol Ther*, Jul ; **60**(1), 25-33 (1996)

付録1　本書における処方せんの見方

〈処方 1〉 50歳の男性

テルネリン錠（1 mg）　3錠　1日3回　毎食後服用　14日分

上記の処方の意味は以下のとおりです．

・テルネリン錠（1 mg）	テルネリン（薬の商品名）・錠（剤型）・(1 mg)(1錠に含まれる主薬の量)
・3錠	1日に服用する錠数
・1日3回	1日の服用回数（したがって，1回1錠服用ということになる）
・毎食後服用	薬を服用する時期（この場合は朝・昼・夕食後に服用）
・14日分	薬の処方日数

なお，年齢は多くの場合，生年月日として記載されています．

これが，薬袋（薬を入れる袋）には，たとえば以下のように記載されます．（医療機関・薬局によって多少異なることがあります．）

1回1錠　1日3回 朝・昼・夕食後服用 14日分

付録 2　OTC 医薬品について

本書で取り上げている医薬品は，ほとんどが医療用医薬品である．医療用医薬品とは，主に病院等の医療機関において，医師などの診断と処方に基づき使用することが想定されている医薬品のことである．

これに対して，OTC（Over-the-counter）医薬品とは，薬局や薬店で処方せんがなくても購入できる医薬品のことで，一般大衆薬や市販薬とも呼ばれている．OTC とはカウンター越しに販売するという意味である．医療用医薬品は，さまざまな疾患を対象としており，中には使用方法が難しかったり，副作用の強い医薬品も少なくない．したがって，処方された患者には有効でも，他の人には効果がなかったり，副作用を起こす危険もある．これに対して，OTC 医薬品は，治療の対象とする疾患が限られており，含まれる成分の種類は限定されている．また，不特定多数の人に共通の処方なので，医療用医薬品に比べると有効成分の含量も少なめである．しかし OTC 医薬品でも体質に合わないと重大な副作用を生じたりすることもあるため，購入して使用する際には，薬局の薬剤師などに相談することが望ましい．

一方で，もともと医療用医薬品として使われていた成分が，有効性や安全性などに関して大きな問題がないと判断されると，薬局で店頭販売できる OTC 医薬品に転換（スイッチ）されることがあるが，これをスイッチ OTC という．たとえば，1983 年から，解熱鎮痛剤や水虫薬などがスイッチ OTC として承認された．1997 年には H_2 ブロッカー（ヒスタミン H_2 受容体拮抗剤）のシメチジンやフェモチジン，塩酸ラニチジンが，胃痛や胸やけ，胃もたれなどに対して使用できるスイッチ OTC として承認された．近年では，水虫，いんきんたむし，ぜにたむし治療薬である塩酸テルビナフィンの外用薬（商品名ラミシール AT）もスイッチ OTC として販売されている．厚生労働省による承認の条件は，「安全性が高く，効果に実績があって使い方がわかりやすいこと」としている．

これに対してダイレクト OTC とは，医療用医薬品としては使用経験のない新成分を含む OTC 医薬品のことで，たとえば，壮年の発毛，育毛などに効果があるとするミノキシジル（商品名リアップ）が，1999 年から発売されている．

最近，OTC 医薬品の販売見直しが行われている．具体的には，薬事法

の改正に伴い，OTC 医薬品（大衆薬）のリスクが三段階に分類され，消費者に対する医薬品情報提供などについて，医薬品のリスクの程度に応じたメリハリのある情報提供とその実効性の向上がはかられることとなった．これは，OTC 医薬品による健康被害が看過できず，それを防ぐためには，薬剤師等の専門家による情報提供が不可欠と考えられるためである．逆に，比較的リスクの低い医薬品にまで一律の情報提供義務を課すことは必ずしも適切とはいえない．一方で，薬剤師の教育年限が 6 年に延長され，薬剤師に求められる役割も変化している．そこで，OTC 医薬品の販売にふさわしい，薬剤師以外の専門家として登録販売者を新たに規定し，その資質確保を図ることも併せて決定された．

これまでの OTC 医薬品販売制度では，リスクの程度にかかわらず情報提供については一律の扱いがなされていた．しかし，今後は以下の 3 つのグループに分類され，情報の提供，相談への対応がとられることとなった．

A　とくにリスクが高いもの：OTC 医薬品としての使用経験が少ないなど，安全性上とくに注意を要する成分を含むもの（消化管疾患治療薬の H_2 遮断剤を含む医薬品など）である．書面による情報提供（対面販売）は義務，相談への対応は義務，対応する専門家は薬剤師である．

B　リスクが比較的高いもの：まれに入院相当以上の健康被害が生じる可能性がある成分を含むもの（感冒薬，解熱鎮痛薬など）である．書面による情報提供は努力義務，相談への対応は義務，対応する専門家は薬剤師または登録販売者である．

C　リスクが比較的低いもの：水溶性ビタミン剤（ビタミン C ほか）などであり，書面による情報提供は不要，相談への対応は義務，対応する専門家は薬剤師または登録販売者である．

上記のリスク分類の指定については 2007 年 4 月から施行された．

(以上は澤田康文：薬の知識，「知恵蔵」2007 年版，朝日新聞社より一部改変して引用)

付録3　本文中に出てきた医薬品の商品名と一般名，効能の一覧表

医療用医薬品

商品名	一般名	効能	頁
アダラートL錠など	ニフェジピン	高血圧症など（Ca 拮抗薬）	158
アマリール錠	グリメピリド	糖尿病治療薬（SU 剤）	8,59
アルケラン錠など	メルファラン	抗悪性腫瘍薬（アルキル化薬）	58
アルサルミン細粒など	スクラルファート	消化性潰瘍治療薬（防御因子増強薬）	58
アルマール錠など	塩酸アロチノロール	高血圧症など（$\alpha\beta$ 遮断薬）	8,59
インデラル錠など	塩酸プロプラノロール	高血圧症など（β 遮断薬）	148
ガチフロ錠	ガチフロキサシン水和物	抗菌薬（ニューキノロン系）	154
カルビスケン錠，ブロクリンLカプセルなど	ピンドロール	高血圧症など（β 遮断薬）	141
クラビット錠など	レボフロキサシン	抗菌薬（ニューキノロン系）	153
クレストール錠	ロスバスタチンカルシウム	高脂血症治療薬（HMG-CoA 阻害薬）	176
ケテック錠	テリスロマイシン	抗菌薬（ケトライド系）	123
サンリズムカプセルなど	塩酸ピルジカイニド	抗不整脈薬（Na チャネル遮断薬）	147
セクトラールカプセル，アセタノールカプセル	塩酸アセブトルール	高血圧症など（β 遮断薬）	60
セレクトール錠など	塩酸セリプロロール	高血圧症など（β 遮断薬）	60
ゾビラックス錠など	アシクロビル	抗ヘルペスウイルス薬	141
タガメット錠など	シメチジン	消化性潰瘍治療薬（H_2 受容体拮抗薬）	171

商品名	一般名	効能	頁
タケプロンカプセルなど	ランソプラゾール	消化性潰瘍治療薬（プロトンポンプ阻害剤）	72,119
タミフルカプセル	リン酸オセルタミビル	抗インフルエンザウイルス薬	7
タリビッド錠など	オフロキサシン	抗菌薬（ニューキノロン系）	170
チモプトール点眼剤など	マレイン酸チモロール	緑内障治療薬	i
テルネリン錠など	塩酸チザニジン	中枢性筋弛緩薬	151
ニトロダーム TTS，ミリステープなど	ニトログリセリン	狭心症治療薬（硝酸薬）	75
ノルバスク錠，アムロジン錠	ベシル酸アムロジピン	高血圧症など（Ca 拮抗薬）	60,71,141
ノルバデックス錠，タスオミン錠	クエン酸タモキシフェン	抗悪性腫瘍薬（抗エストロゲン薬，乳がん治療薬）	60
バイアスピリン腸溶錠	アスピリン	抗血栓薬（抗血小板薬）	25
パセトシン細粒，サワシリン錠，アモリンカプセルなど	アモキシシリン	抗菌薬（広範囲ペニシリン系薬）	56
バファリン 81 mg 錠	アスピリン・ダイアルミネート配合	抗血栓薬（抗血小板薬）	25,121,155
ハルシオン錠など	トリアゾラム	睡眠薬（ベンゾジアゼピン系，短時間型）	132,149
フォサマック錠，ボナロン錠	アレンドロン酸ナトリウム水和物	骨粗鬆症治療薬（ビスホスホネート製剤）	145
フスコデシロップなど	リン酸ジヒドロコデイン，dl-塩酸メチルエフェドリン，マレイン酸クロルフェニラミン配合	鎮咳去痰薬	56
フトラフール細粒など	テガフール	抗悪性腫瘍薬（代謝拮抗薬）	27
フランドルテープ S，ニトルール R カプセルなど	硝酸イソソルビド	狭心症治療薬（硝酸薬）	84

商　品　名	一　般　名	効　　能	頁
プレタール錠など	シロスタゾール	抗血栓薬（抗血小板薬）	vi
フルマーク錠	エノキサシン	抗菌薬（ニューキノロン系）	160
フロベン錠など	フルルビプロフェン	非ステロイド抗炎症薬（鎮痛解熱薬，プロピオン酸系）	161
ベイスン錠など	ボグリボース	糖尿病治療薬（αグルコシダーゼ阻害薬）	71
ホクナリンドライシロップなど	塩酸ツロブテロール	気管支拡張薬（β刺激薬）	34
ポララミン錠など	d-マレイン酸クロルフェニラミン	抗ヒスタミン薬	41
マイスリー錠	酒石酸ゾルピデム	睡眠薬（非ベンゾジアゼピン系，超短時間型）	84
ムノバール錠，スプレンジール錠	フェロジピン	高血圧症など（Ca 拮抗薬）	158
メナミンSRカプセル，カピステンカプセルなど	ケトプロフェン	非ステロイド抗炎症薬（鎮痛解熱薬，プロピオン酸系）	161
メバロチン錠など	プラバスタチンナトリウム	高脂血症治療薬（HMG-CoA 阻害薬）	101，175
ユースビル錠（販売中止）	ソリブジン	帯状疱疹治療薬	26
ラボナール注射用	チオペンタールナトリウム	全身麻酔薬（バルビツール酸系）	163
リバロ錠	ピタバスタチンカルシウム	高脂血症治療薬（HMG-CoA 阻害薬）	176
リピトール錠	アトルバスタチンカルシウム水和物	高脂血症治療薬（HMG-CoA 阻害薬）	175
リポバス錠など	シンバスタチン	高脂血症治療薬（HMG-CoA 阻害薬）	175
ルボックス錠，デプロメール錠	マレイン酸フルボキサミン	抗うつ薬（SSRI）	151
レクリカシロップ（販売中止）	マレイン酸クロルフェニラミン	抗ヒスタミン薬	56
ローコール錠	フルバスタチンナトリウム	高脂血症治療薬（HMG-CoA 阻害薬）	175

商品名	一般名	効能	頁
5-FU 錠など	5-フルオロウラシル	抗悪性腫瘍薬（代謝拮抗薬）	27
PL 顆粒など	サリチルアミド，アセトアミノフェン，無水カフェイン，メチレンジサリチル酸プロメタジン	総合感冒薬	126

商品名は同じ成分で剤型の違うもの，後発医薬品など多数あるので，原則として先発医薬品の薬名を入れた．

OTC 医薬品

イブ A 錠	イブプフェロン，無水カフェイン，アリルイソプロピルアセチル尿素	解熱鎮痛薬	155
バファリンエル（錠）	アセトアミノフェン，エテンザミド，アリルイソプロピルアセチル尿素，無水カフェイン	解熱鎮痛薬	121
バファリンプラス（錠・カプセル）	アセトアミノフェン，アセチルサリチル酸，アリルイソプロピルアセチル尿素，無水カフェイン	解熱鎮痛薬	122